U0031719

睡眠にいいこと超大全

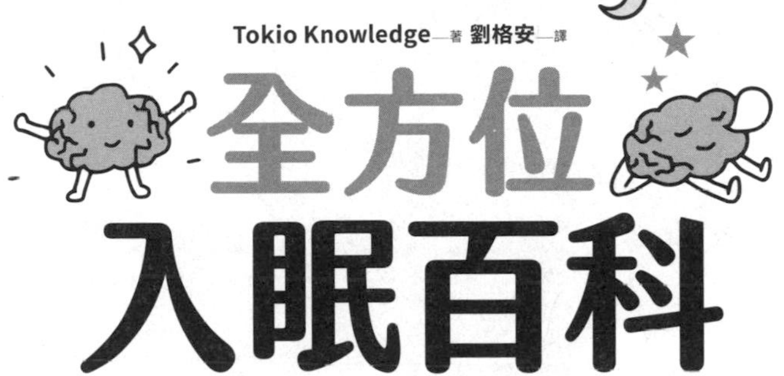

結合腦科學、營養學與運動醫學，
放鬆減壓的100個好睡祕笈

前言

受到新冠疫情擴散的影響，
以往的日常生活完全變了樣。
比方說，待在家的時間因為居家工作或遠距教學而增加，
還有生活節奏混亂、運動不足，
或疫情變化造成的壓力，
導致「無法獲得充足睡眠」的煩惱急遽增加。
在睡眠這件事情上，也有更多人表示自己「很淺眠」或「睡一睡會醒來」，
結果每五人就有一人說，自己「睡眠品質」變差。
此外，若再加上睡眠品質比疫情前還差的答覆，
大約六成以上的人都有睡眠相關的煩惱。
（皆引用自「女性健康研究會」二〇二〇年十一月的調查。）

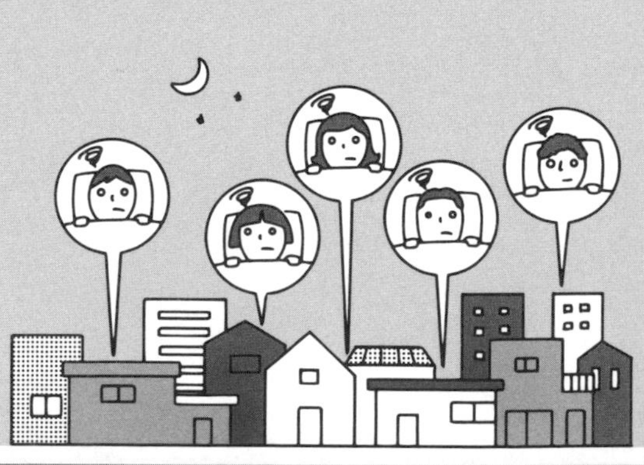

而睡眠不足導致專注力下降或精神恍惚，
也容易造成意外或引發疾病。
由於睡眠是日常生活的大事，
更是維持生命的必要行為。
因此，本書從食衣住等全方位的觀點，
挑選出「對睡眠有益的事」，
介紹一夜好眠的方法與擊退失眠的訣竅！
據說睡眠整整占據人生三分之一的時間，
若將這段時間變得更加舒適，
相信在工作、健康或思考上的表現會有所提升，
人生自然而然會大幅改變。

二〇二一年五月吉日 Tokio Knowledge

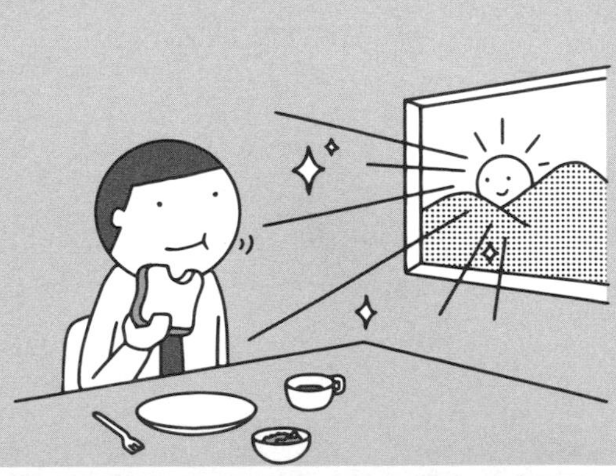

目錄 contents

第1章 從體內開始改變！調整「睡眠節奏」的飲食法

第2章

改善失眠超有感！
促進「深度睡眠」的運動法

第3章

融入日常生活中！提高「睡眠品質」的生活習慣

第4章

去去，失眠走！讓睡意自然襲來的「睡眠祕訣」

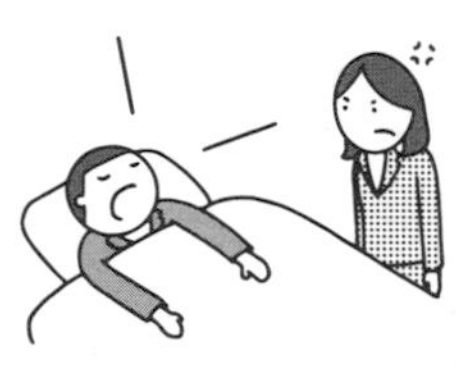

第5章

疾病、意外、殺人事件……「睡眠障礙」真的好恐怖！

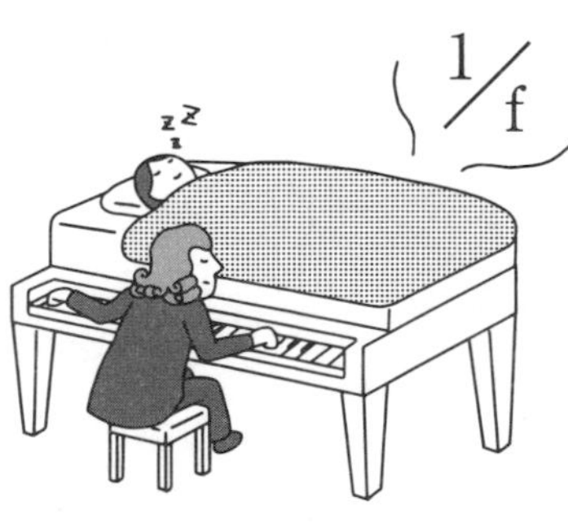

序　章

不睡就會死？

為什麼「睡眠」是必須的？

容易疲勞、焦慮不安、無法瘦身、注意力不能集中……你有這些煩惱嗎？其實這些症狀，有可能是「睡眠不足」造成的。睡眠不足會增加身體的負擔，例如提高慢性病的發病率等等。

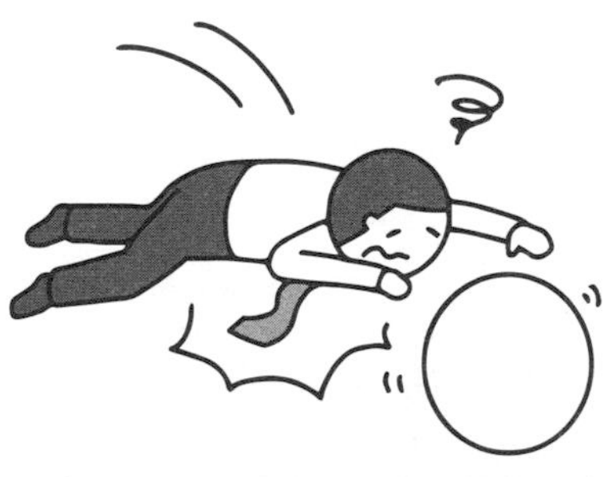

不可以小看睡眠不足，會欠下危險的「睡眠負債」！

KEYWORD ▽ 睡眠負債、微睡眠

睡眠不足傷腦又傷身，甚至可能奪走生命！

前一天晚上熬夜，睡意遲遲未消。由於這種事情很常見，所以往往容易被忽視，讓人認為只不過是睡眠不足而已，但持續睡眠不足，會使人陷入「睡眠負債」的危險狀態。睡眠負債很可怕，不僅會損害大腦與身體，還會提高罹病的風險。此外，睡眠負債愈嚴重的人，思考愈是麻痺，如果不留意，很容易招惹麻煩。而發下豪語說：「我很容易入睡，到哪都睡得著，沒問題的。」這樣的人其實才更要注意。因為，無論何時何地都能立刻睡著，就是在半昏厥狀態下陷入睡眠。那也是身體非常渴望睡眠的證據。

睡眠負債會引起短短幾秒鐘的睡眠，又稱作「微睡眠」。如果因為進入微睡眠、導致電腦打錯字之類的小失誤還無所謂，但萬一在駕駛時陷入這個狀態就大事不妙了。在時速六十公里的駕駛途中，陷入四秒鐘的微

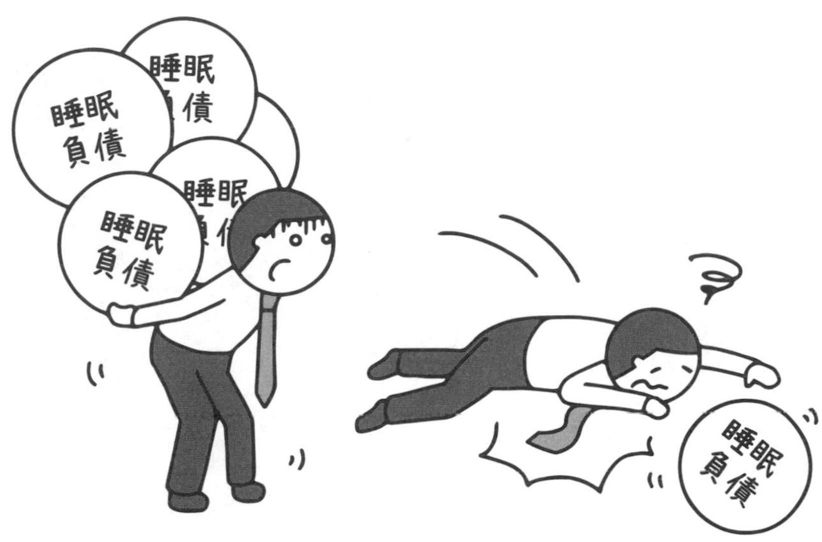

睡眠，汽車就會前進將近七十公尺。欠下睡眠負債的人必須有所自覺，這樣的危險常伴左右。因此，不妨先從重新檢視自己的睡眠時間開始！

知道賺到！
好眠MEMO

景氣復甦的關鍵 不是「好好工作」 而是「好好睡覺」

即使在已開發國家中，日本人依舊最會累積睡眠負債。根據經濟合作暨發展組織（OECD）的「Gender Data Portal 2019」的調查，日本寫下會員國中倒數第一名的不堪紀錄。而上班族睡眠不足，或許是日本經濟停滯的原因之一。

愈缺乏睡眠，注意力愈不集中，殺傷力更不小於酒精！

KEYWORD ▷ 睡眠不足等於酒醉駕車

還有另一項研究結果也很令人擔憂。曾有人將健康的成人受試者分成兩組，一組喝酒喝到法律規定可以開車的上限（〇・〇八%），另一組則從早上七點就起床，直到深夜兩點才睡。

結果，後續測試兩組受試者的注意力，連續醒著十九個小時者的表現，與法律認定的酒醉者同樣低下。

換句話說，連續醒著十九個小時的人如果開車，就算滴酒未沾也會處於與酒駕相同

慢性睡眠不足會削弱幹勁，讓表現一落千丈

持續睡眠不足會引起失誤是必然的，問題在於對這件事習以為常。事實上，許多持續處於慢性睡眠不足數月、甚至數年的人，都以為腦袋變遲鈍、做事缺乏幹勁是自己本來的問題。由於沒有意識到是睡眠負債導致表現不佳，因此也無法改善，反而累積了更多的睡眠負債。

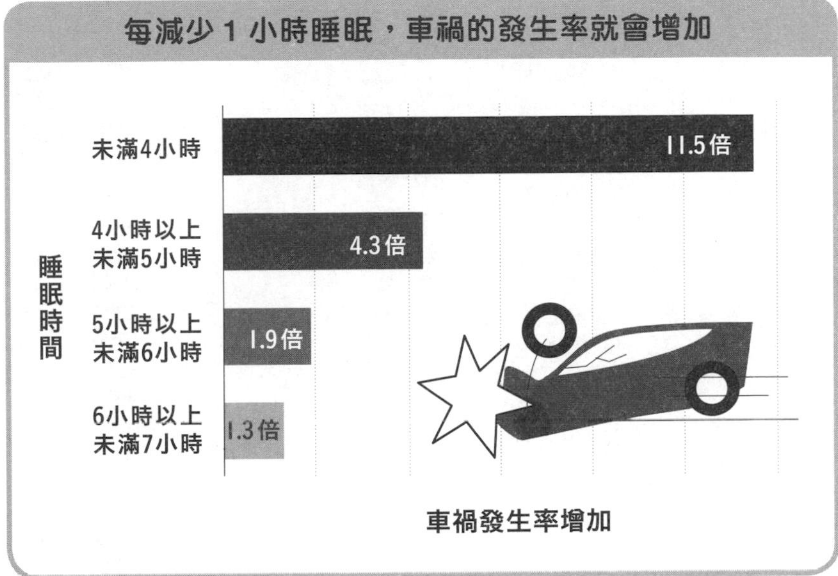

的狀態。

請別忘記，睡眠只要減少一小時，車禍的發生率就會隨之提高。

知道賺到！
好眠MEMO

假日的睡眠時間若多出兩小時以上恐是睡眠不足症候群

平日慢性累積的睡意或倦怠感，有可能是睡眠不足所招致的「睡眠不足症候群」。因此，如果假日的睡眠時間，比平日多出兩小時以上，就該懷疑是不是睡眠不足症候群。請不要忽視了症狀，反而持續壓縮睡眠時間來工作。

睡眠不足讓大腦「微醺」，不僅失誤率增加，而且更易怒

KEYWORD ▽ 額葉、情緒控制

一點一滴累積的睡眠負債，對身心造成的危害更大

徹夜未眠會讓隔天的做事效率低下，是再清楚不過的事。但其實每天累積一點睡眠負債，造成的傷害更大。舉例而言，有實驗顯示，一天必須睡八小時的人，如果持續過著只睡六小時的日子，那麼每天都會累積兩小時的睡眠負債。要是連續累積十二天，就會跟「二十四小時沒睡覺」的狀態一樣。此時，大腦的運作會降低到和輕微喝醉時相同的程度，就好像在微醺狀態下工作一樣。而美國賓州大學的實驗也指出，「連續十天只睡六小時的人，表現會降低到與熬夜一晚者相同的水準」。

此外，睡眠不足會對大腦額葉（負責調控專注力、判斷等），造成很大的影響，導致注意力渙散，無法做出適當的判斷。另一方面，由於額葉也有控制情緒的功能，要是持續睡眠不足，有可能使人變得焦躁易怒。

各年齡層的理想睡眠時間

年齡	建議的睡眠時間	可容許的最短睡眠時間	可容許的最長睡眠時間
0～3 個月	14～17 小時	11～13 小時	18～19 小時
4～11 個月	12～15 小時	10～11 小時	16～18 小時
1～2 歲	11～14 小時	9～10 小時	15～16 小時
3～5 歲	10～13 小時	8～9 小時	14 小時
6～13 歲	9～11 小時	7～8 小時	12 小時
14～17 歲	8～10 小時	7 小時	11 小時
18～25 歲	7～9 小時	6 小時	10～11 小時
26～64 歲	7～9 小時	6 小時	10 小時
65 歲以上	7～8 小時	5～6 小時	9 小時

而且，根據已知事實，就算週末長時間睡覺，感覺恢復了精神，那也只是消除睡意而已，並沒有恢復認知功能。

知道賺到！
好眠MEMO

睡眠不足會讓免疫力低下容易生病

根據美國加州大學所進行的研究顯示，睡眠時間不到六小時的人，與睡足七小時以上者相比，對感冒病毒的感染率，高出四倍之多。科學證實，睡眠不足的人比較容易感冒。因此，要預防感冒，請從睡覺開始。

睡不飽刺激壓力荷爾蒙分泌，威脅身心健康，惹出一身病！

KEYWORD ▽ 血壓上升、皮質醇

交感神經有讓身體活化及亢奮的作用。舉例而言，工作中不免處於緊張狀態，因此交感神經會比較活躍，但結束工作回到家以後，身體就會進入放鬆模式，變成副交感神經較為活絡。然而，若持續睡眠不足的話，身體會時常處於亢奮狀態，造成交感神經系統過度活躍。此外，由於心跳數增加，輸出到血管的血液量也會增加，血壓就會因此上升。

更麻煩的是，交感神經系統過度活躍會

睡眠不足啟動交感神經，更嚴重損害心血管健康

睡眠不足也與癌症、心臟病、腦血管疾病等日本人的前幾大死因大有關聯。光是比平常少睡一到兩小時，久而久之，心臟的收縮率就會增加，最高血壓（心臟收縮期的血壓）也會大幅上升。但這樣恐怕會損害心血管系統，而與此機制大幅相關的，就是交感神經。

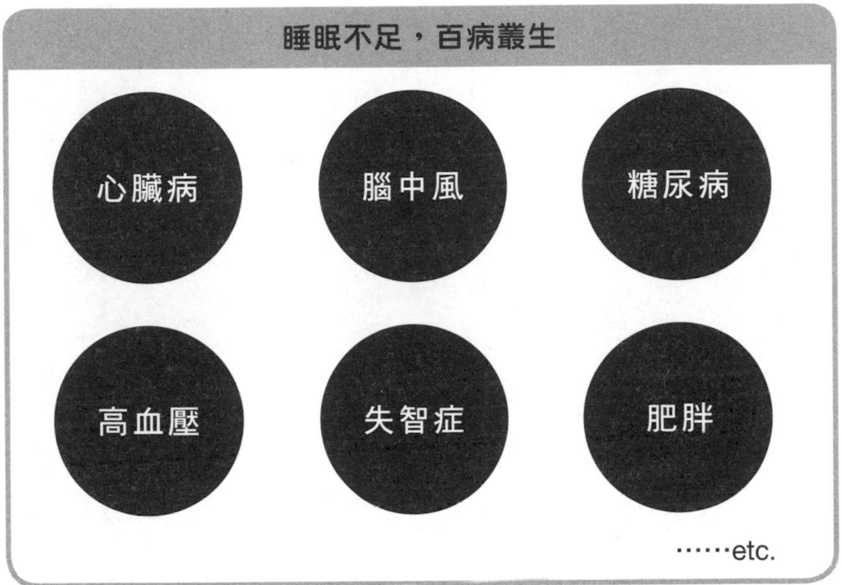

成為導火線，增加從腎上腺皮質分泌出來的荷爾蒙「皮質醇」。皮質醇是在感受到壓力時，受到大腦刺激而分泌的荷爾蒙，所以又稱為壓力荷爾蒙，同時也會造成血管收縮，引起血壓上升。

而這樣的風險在邁入中年以後，會變得更大。甚至有一項恐怖的數據顯示，四十五歲以上、且睡眠時間未滿六小時的人，跟睡七到八小時的人比起來，心臟病發作或腦中風的機率會上升二〇〇%。除此之外，美國聖地牙哥大學的調查中，也指出「睡眠時間短的女性，其衡量肥胖程度的ＢＭＩ值較高」。換言之，睡眠不足也會導致肥胖。

不睡覺會發生什麼事？讓老鼠來告訴你！

KEYWORD ▽ 代謝與免疫功能低下

體溫調控失靈、免疫異常，最後步向死亡……

一九八三年，美國芝加哥大學進行了一項令人震撼的動物實驗，就是讓實驗鼠連續幾週不睡覺。結果，不睡覺的老鼠攝取的食物，雖然比睡覺的老鼠多，但體重卻逐日減輕，而且不睡覺的時間愈長，體溫愈低。也就是說，不睡覺導致代謝功能低下，體重減少，同時體溫也被剝奪了。除此之外，不睡覺的老鼠在外觀上也出現巨大變化，不僅全身的毛失去光澤，腳或尾巴上也看得見明顯的傷口。原因是睡眠不足造成免疫功能低下，導致無法預防細菌感染。

最後，不睡覺的老鼠平均在十五天後死亡。同樣地，其他有睡覺、但沒攝取食物的老鼠也死了。換句話說，這證明了不睡覺所受到的傷害，與完全不攝取食物一樣致命。

經後續的研究確認，老鼠的直接死因是敗血症。牠們因全身遭到細菌感染，體內組

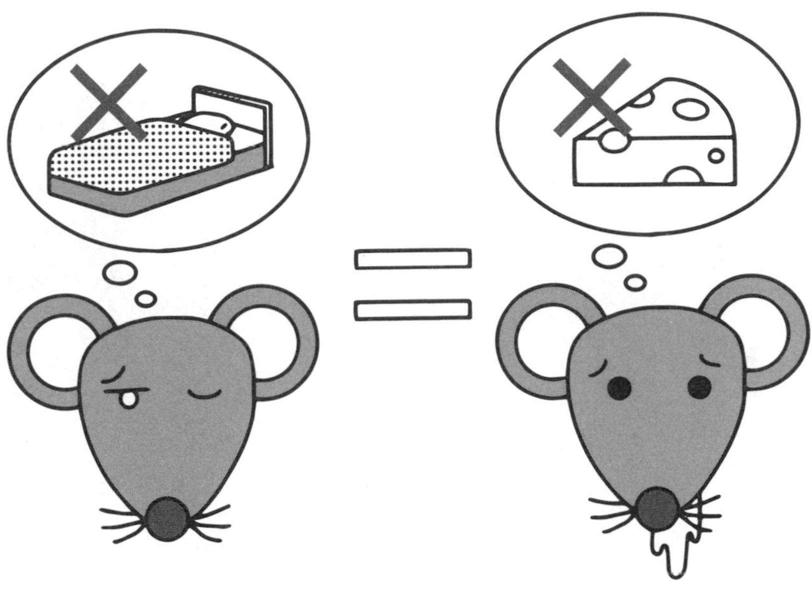

織或內臟遭受破壞而死亡。但其實，細菌是原本就存在於老鼠腸內的菌種，若能保持充分的睡眠，免疫系統正常運作的話，要擊退細菌並非難事。

另一方面，睡眠不足導致死亡也可見於人類身上。忙碌的上班族因為過勞與睡眠不足而喪命的新聞時有所聞。雖然過去一向認為，睡眠不足與死亡的因果關係，難以藉由科學來證明，但正如老鼠實驗所揭露的，睡眠不足是導致死亡的可怕因素之一。

莫名暴怒、焦躁不安……壞心情和熬夜不睡有什麼關係？

KEYWORD ▽ 杏仁核、前額葉皮質、紋狀體

情緒大起又大落？都是大腦提醒你「該睡了」

知名企業睡眠顧問沃克（Matthew Walker），曾用特殊的MRI裝置，分析熬夜者的腦部斷層畫面。結果發現，掌管憤怒與恐懼的腦區「杏仁核」的反應，竟增達六〇%。實驗中，會給受試者看負面的照片（如燃燒的房子、具攻擊性的蛇等等），並觀測他們的反應。相較之下，整晚熟睡的受試者即使看見同樣的照片，大腦的反應也沒有出現變化。

除此之外，他還發現睡眠充足的人，掌管邏輯和決策的前額葉皮質與杏仁核之間的連結更強，能夠控制情緒。然而，要是睡眠不足，這個連結就會消失，變得無法克制怒氣。另外也有日本團隊的報告指出，不僅是徹夜未眠如此，如果睡眠時間只有短短五小時，且連續五天都這樣的話，也會出現同樣的變化。此外，一直很焦躁不安，有時突然

睡眠不足會引起「情緒爆發」
突然很亢奮或
大笑出聲……
ZZZ
無法克制
焦躁不安……
在負面情緒與正面情緒中擺盪

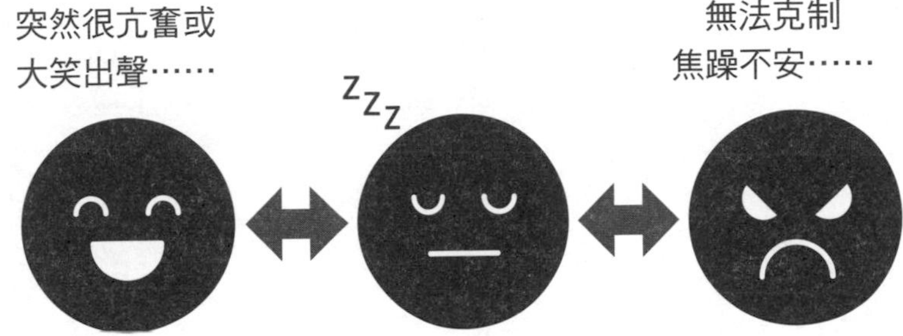

很亢奮，也是睡眠不足者會有的表現。而這與腦中掌管衝動與快樂的部位「紋狀體」有關。紋狀體一旦失去與前額葉皮質的連結，就會變得活躍。這也是為什麼，睡眠不足時情緒起伏會變大。

知道賺到！
好眠MEMO

如果情緒起伏
太過劇烈
也有抑鬱的風險

睡眠不足會導致大腦在負面與正面的情緒之間，劇烈地來來回回。然而，一旦負面情緒太強烈的話，人也有可能被巨大的無力感侵襲，把自己逼到無路可退。要注意，極端的情緒表現是危險的徵兆。

要是天天睡不飽，男女生殖能力都會衰退

KEYWORD ▽ 睪固酮、濾泡刺激素

夫婦注意！缺乏睡眠，精子與濾泡刺激素都會減少

少子化在日本依舊是個嚴重的問題，而睡眠不足恐怕也是原因之一。美國芝加哥大學的研究團隊，曾讓二十五歲左右的健康男性，連續一週每天睡五個小時，然後分析他們血液中的荷爾蒙，結果發現睪固酮大幅減少。而睪固酮能代謝產生吸引異性的費洛蒙，也會刺激大腦分泌多巴胺（有興奮作用的神經傳導物質）。而在性愛方面，睪固酮也是男性不可或缺的物質，它能影響骨盆神經、引起勃起等等。不僅如此，還有一項令人震驚的數據顯示，睡眠時間過少的男性，精子量比睡眠充足的男性少二九％。

睡眠不足會讓生殖能力大幅下降，但這不僅限於男性而已。女性如果日復一日地睡不到六小時，排卵必不可缺的濾泡刺激素會減少二〇％。除此之外，生活不規律且經常工作到深夜的女性，因為睡眠節奏被打亂，

睡眠不足，會讓生殖系統出問題

女性
濾泡刺激素的量
減少 20%！

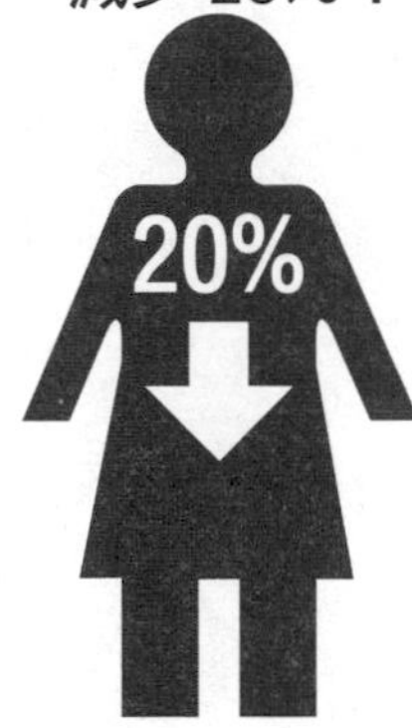

男性
精子量
減少 29%！

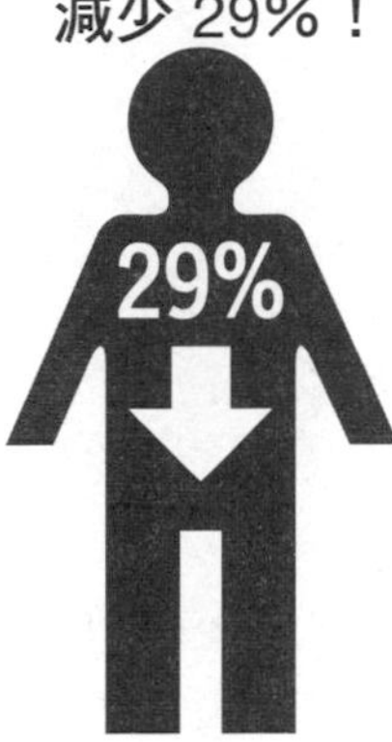

所以經期不順的機率也會變高。請記住，睡眠不足與生殖能力存在深刻的關聯。

知道賺到！
好眠MEMO

睡眠時分泌的生長激素能打造美肌

除了促進生殖能力，最近「美容覺」的概念也備受矚目。而掌握其中關鍵的，就是睡眠時分泌的生長激素。生長激素具有促進肌膚細胞分裂與再生的功能。只要好好睡上一覺，距離美肌就會更近一步！

沒睡飽，老得快，更會侵蝕你的基因

KEYWORD ▽ DNA、染色體、端粒

DNA要正常運作，必須要有規律的睡眠

人體內的細胞有六十兆個之多，中間有一小顆被膜包住的「核」。除此之外，核內還有負責傳遞及儲存遺傳訊息的分子叫DNA，而DNA會組成染色體。不過，細胞內大量DNA的運作前提是，每天都按照固定行程取得充足睡眠。一旦睡眠不足，就無法正確地傳遞遺傳訊息。而用科學證明這件事的人，是英國薩里大學睡眠研究中心所長戴克博士（Derek-Dyke Jan）。戴克博士的研究團隊請來一批健康的年輕男女，連續一週每天只睡六小時，再檢驗他們的DNA，結果觀察到七百一十一個DNA異常。

後續的研究更發現，睡眠不足甚至會對DNA的結構造成攻擊。DNA是雙螺旋結構，會漂浮在細胞核內並組成染色體。而染色體的末端有「端粒」，會發揮帽蓋的功

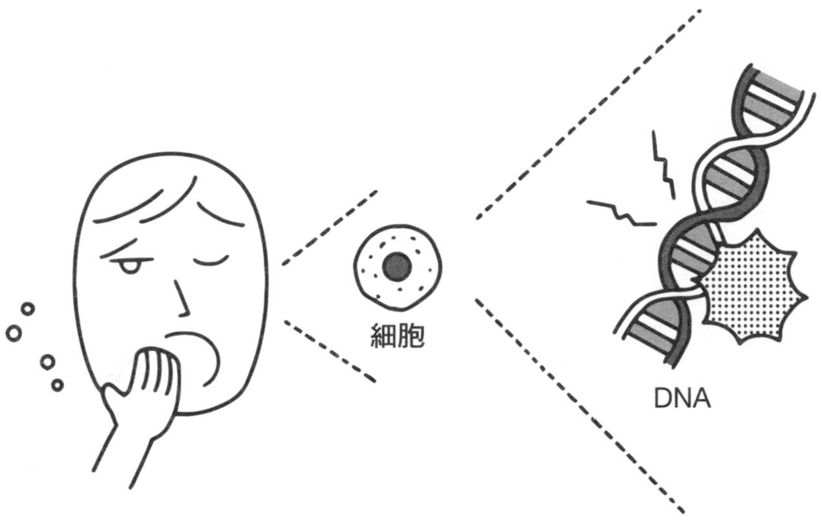

能保護DNA。但持續的睡眠不足或品質不良的睡眠，會加重端粒的損傷，讓螺旋狀的DNA無法正常發揮功能。

知道賺到！
好眠MEMO

端粒受損
會讓外表看起來
比實際年齡更老

雖然睡眠不足與端粒變短之間的因果關係尚未釐清，但就目前所知，損傷到最後會變成與老化一樣的狀態。即使年齡相同，每天睡五小時的人與每天睡七小時的人比起來，外表恐怕看起來比實際年齡更老。

睡眠不足造成全球上兆美元損失，「拼睡眠」等於「拼經濟」！

KEYWORD ▽ 睡眠不足的連鎖反應

時的人，睡不到七小時的人會對國家造成相當大的損害。根據蘭德公司的試算，睡眠不足在日本帶來的經濟損失是一千三百八十億美元，換算成日幣大約是十五兆日圓。

美國華盛頓大學福斯特商學院的巴恩斯博士（Christopher M. Barnes），在研究中發現，睡眠不足的員工往往會把自己的失誤怪罪於人，或是搶走別人的功勞。換句話說，睡眠不足不僅會使個人生產力降低，還會給團隊造成麻煩。

領導者睡眠不足，部下也會失去幹勁

還有一項令人衝擊的資料顯示，睡眠不足造成注意力或判斷力降低，會讓全體社會的生產力顯著衰退，最終帶來的經濟損失高達三兆五千億日圓。這是二〇〇七年在日本試算出來的數字，而美國也做過同樣的調查。二〇一六年，美國獨立智庫蘭德公司公布一項調查結果：相較於睡眠時間超過八小

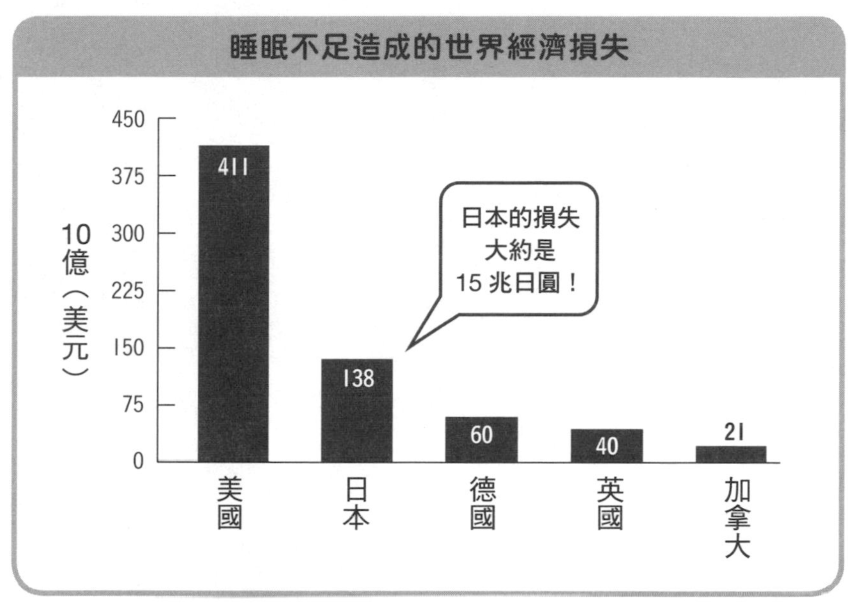

此外，也有研究顯示，領導者睡眠不足的話，連睡眠充足的部下也會失去幹勁。睡眠不足會引發負面的連鎖反應，讓周圍的人也失去動力。

知道賺到！
好眠MEMO

研究證實
充分的睡眠
甚至能「加薪」

美國經濟學家馬修・吉普森（Matthew Gibson）以及傑佛瑞・施雷德（Jeffrey Shrader）調查全美勞工的睡眠與薪資關係，發現睡眠時間愈多，收入也會提升。這代表如果想要加薪的話，不是靠埋頭苦幹，而是好好睡覺。

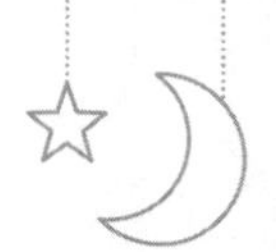

為什麼是早上起床、晚上想睡覺？認識神奇的睡眠機制

KEYWORD ▽睡眠驅力、清醒訊號、單相睡眠

睡眠驅力與清醒訊號的平衡，構成規律的睡眠循環

我們人類幾乎都在同樣的時刻想睡覺，在同樣的時刻醒來。但究竟為什麼一到晚上就會想睡覺？這與疲勞所造成的「睡眠驅力」大有關聯。在醒著的時候，持續活動會讓大腦累積疲勞（熱度），睡眠則具有冷卻熱度的作用。隨著醒著的時間變長，睡眠驅力也會變強。下午昏昏欲睡也是因為這個緣故，而此時能發揮作用使人保持清醒的，就是生理時鐘發出的「清醒訊號」。這個「清醒訊號」會從起床後開始緩緩增強，並在睡前一到兩小時急速下降。而「睡眠驅力」與「清醒訊號」的平衡，讓我們總是按照一定的週期產生睡意。

像這樣在二十四小時的週期循環中，定期重複晚上睡覺、早上醒來的睡眠模式，稱作「單相睡眠」。反之，像狗、貓等動物在一天當中反覆睡睡醒醒的模式，則稱作「多

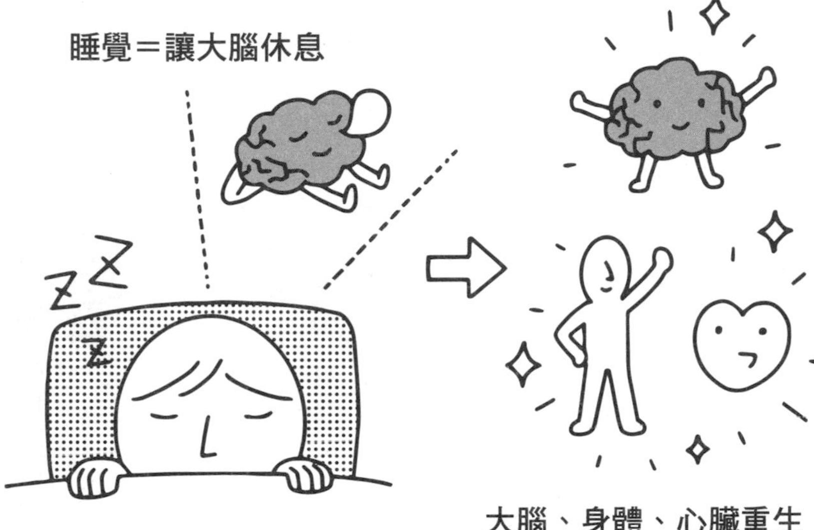

相睡眠」。松鼠、倉鼠等與體重相比熱量消耗較多的動物，則有睡眠時間較長的傾向。人類由於運動量會隨著年紀增長而減少，每單位體重消耗的熱量也會減少，因此睡眠時間就會逐漸變短。

知道賺到！
好眠MEMO

睡眠可有可無？
如果修改基因
不再需要睡眠……

美國科幻小說《西班牙乞丐》（*Beggars in Spain*）當中，有一群「不睡者」，即透過基因操作，永遠不必入睡。就像小說中把睡眠變成不必要的事情一樣，或許也有人真的希望能夠盡量縮短睡眠時間。

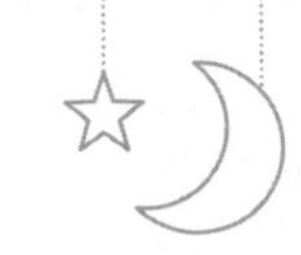

將疲勞物質徹底消除的終極恢復法

KEYWORD ▽ 疲勞因子、疲勞恢復因子

睡眠時活躍的疲勞恢復因子，能幫身體除去一天的疲勞！

應該很多人都曾有以下的經驗：睡一個晚上就消除了疲勞，身體變得超舒暢！沒錯，睡眠除了能讓大腦休息，同時還可以消除累積的疲勞。

另一方面，熬夜或做完激烈運動以後，體內生成的活性氧會攻擊細胞，增加老廢物質。而堆積在體內的老廢物質，會刺激一種叫「疲勞因子」（Fatigue Factor，ＦＦ）的蛋白質生成，並且會在全身組織或血液中逐漸增加。不過，我們的體內也有促進疲勞恢復的「疲勞恢復因子」（Fatigue Recovery Factor，ＦＲ）。ＦＲ能夠修復因疲勞而損傷的細胞，並且會隨著ＦＦ的增加而變多。在醒著的期間，這兩種物質會同時生成，但睡覺時ＦＦ的生成會變少，ＦＲ運作得比較活絡，因此才能消除疲勞。而好好睡一覺之所以能夠消除疲勞，就是因為有這樣的機

只有「睡眠」，才能真正消除疲勞

疲勞

- FF 與 FR 生成。

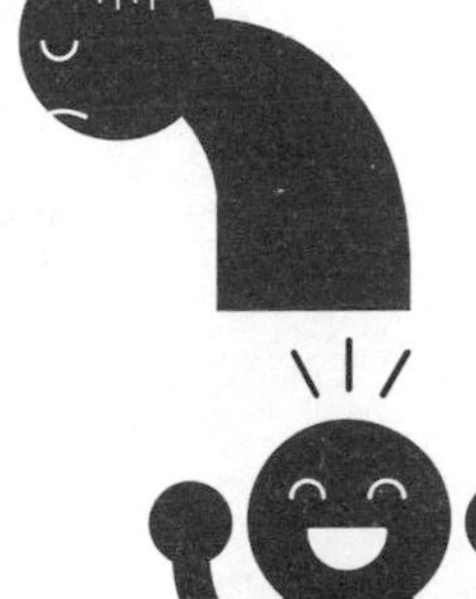

品質良好的睡眠

- FF 的生成減少，FR 變得活躍。
- 清除自律神經中樞細胞的鏽蝕部分，細胞獲得修復。
- 消除自律神經中樞的疲勞。

消除疲勞

制。如果身體一直堆積過多的ＦＦ，ＦＲ的細胞修復功能跟不上，就會讓自律神經中樞的細胞生鏽。要是連睡覺也無法消除疲勞，就是因為無法徹底清除這些鏽蝕的部分。

知道賺到！
好眠MEMO

注意疲勞訊號！累的不只是身體還有大腦

無論是運動或處理文書工作，累積的疲勞都與自律神經中樞有關。而自律神經負責調節人類的生命活動、維持平衡，一旦失衡，「疲勞」訊號就會傳遞到大腦的自律神經中樞，於是人就會感覺到疲勞。

白天的難題，在睡眠中解決！揭開人類睡眠獨有的超能力

KEYWORD ▽快速動眼睡眠、記憶的連結

快速動眼睡眠，是創意煉金術？

睡眠並非專屬於人類等哺乳類動物，而是所有動物共通的行為。但從快速動眼睡眠的長度來看，人類的睡眠模式卻很特殊。舉例而言，黑猩猩或紅毛猩猩等靈長類，在十到十五小時的睡眠中，快速動眼睡眠所占的比率大約是九％。相對於此，人類在平均八小時的睡眠中，快速動眼睡眠占了二〇％到二五％，比率相當地高。

而快速動眼睡眠指的是身體在休息，但頭腦卻是醒著的狀態。人類的大腦會在這個時候做夢，或是整理思緒、儲存記憶。除此之外，也會將新記憶與過去經驗結合，於是原本毫無關聯的兩個資訊產生連結，在腦中創造出新的記憶。換言之，一再重複快速動眼睡眠，能夠在腦中建構出龐大的資訊網絡。透過這個作用，我們將不再是掌握零碎的資訊，而是能夠綜觀並理解整體資訊所代

一起來了解一下！哺乳類的睡眠時間

20 小時	蝙蝠、樹獺	肉食性動物以吃肉來攝取高熱量的蛋白質，而且也比較不會有被襲擊的危險，因此可以長時間睡眠。
18 小時	犰狳	
16 小時	北極熊	
14 小時	貓、倉鼠	
12 小時	大猩猩、狐狸、狼	
10 小時	豹、鼴鼠、刺蝟	
8 小時	人、兔子、豬	草食性動物因為被肉食性動物襲擊的危險性很高，所以睡眠時間比較短。
6 小時	海豹	
4 小時	牛、大象、羊	
3 小時	馬、長頸鹿、驢子	

表的意義。因此，如果早上一醒來就想到前一天還在煩惱的難題要怎麼解決，或是浮現嶄新的創意，都要歸功於快速動眼睡眠。

知道賺到！
好眠MEMO

從 MRI 影像能預測到做夢的內容？

京都大學神谷之康教授的研究團隊，根據受試者做夢時的MRI 影像，與醒來後紀錄下來的夢境內容，成功地在一定程度上預測到夢中出現的項目。或許，距離釐清夢境內容的日子已不遠了。

不只是淺眠與熟睡的差異！睡眠週期大公開

KEYWORD▽快速動眼睡眠、非快速動眼睡眠

不同的睡眠階段，大腦與身體的狀態也截然不同

一般都說，快速動眼睡眠是身體睡著、但大腦清醒的狀態，所以為「淺眠」階段。相對地，非快速動眼睡眠則為「熟睡」階段。不過，這兩種睡眠有更深層的差異，並不能單純只用睡得「很淺」或「很深」來區分。

事實上，快速動眼睡眠期的大腦，與醒著的時候一樣，甚至比清醒時更加活躍。在這個階段，全身的運動神經系統完全被阻斷，肌肉鬆弛下來，而視覺或聽覺等感覺系統也被阻斷。

另一方面，非快速動眼睡眠期的大腦，因為切換到休息模式，所以活動降低，熱量消耗量也是一天之中最低的。只是運動系統及感覺系統並沒有被阻斷，還是會做出翻身等動作，而且出現巨大聲響或突然變亮時也會醒來。換句話說，在兩種睡眠階段中，大腦與身體的狀態也截然不同。

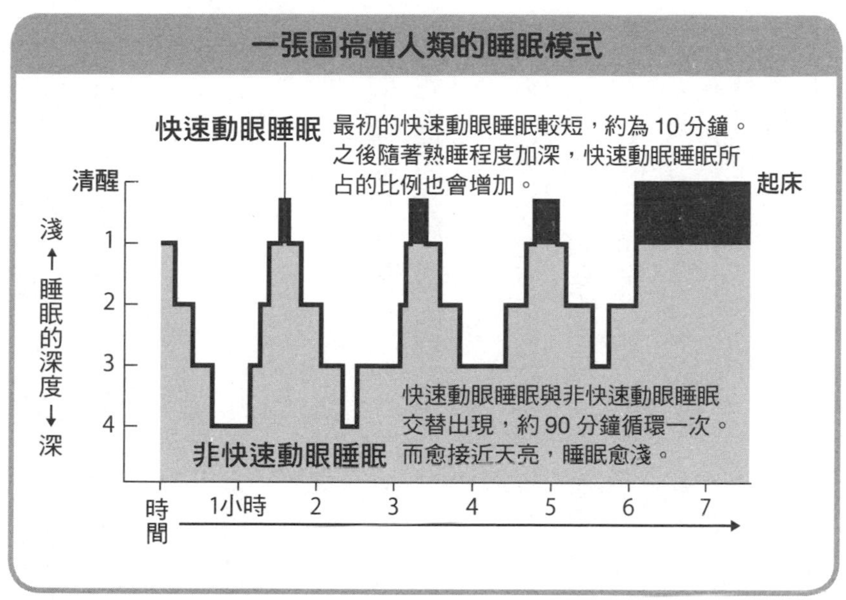

睡眠是先從非快速動眼睡眠開始，然後很快進入熟睡，再花一小時左右，睡眠逐漸變淺。因此，入睡後大約一個半小時，就會進入到快速動眼睡眠。而一個晚上會重複這個流程三到四次，愈接近天亮，快速動眼睡眠的時間就愈長，直到最後醒來。

知道賺到！
好眠MEMO

睡覺時全身無法動彈是被鬼壓床？

睡眠與清醒之間並不是瞬間切換的，有時在快速動眼睡眠後醒來，運動神經依然處於麻痺的狀態。此時明明有意識，身體卻無法動彈，這在醫學用語上稱作「睡眠麻痺」，也就是俗稱的鬼壓床。

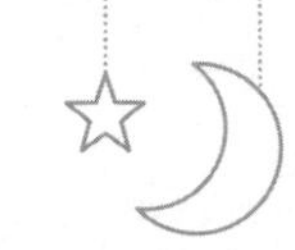

辨識情緒、培養洞察力……快速動眼睡眠的神奇功效

KEYWORD ▽ 快速動眼睡眠會強化解讀情緒的能力

失去快速動眼睡眠，也會削弱看穿情緒的能力！

表情是判斷對方情緒的最重要資訊。雖然有腦區負責解讀這些資訊，但快速動眼睡眠也有助於強化這個功能。換句話說，如果睡眠不足，剝奪了快速動眼睡眠，也會削弱看穿情緒的能力。睡眠研究專家沃克曾做過一個實驗，他們向受試者出示數十張照片，不同照片中的人物表情也些許不同，然後讓受試者辨識情緒。研究的重點在於，受試者能否判斷出照片人物的表情是友善的、還是懷有敵意。結果顯示，若受試者一夜好眠，即使是微妙的表情變化，也能夠正確解讀出來。反之，熬夜的受試者就無法準確分辨情緒。

由於快速動眼睡眠遭到剝奪，解讀情緒的腦區無法充分發揮功能，所以即使看到對方表情平和，也很有可能做出錯誤的判斷，認為來者不善。如此一來，世界會變成充斥

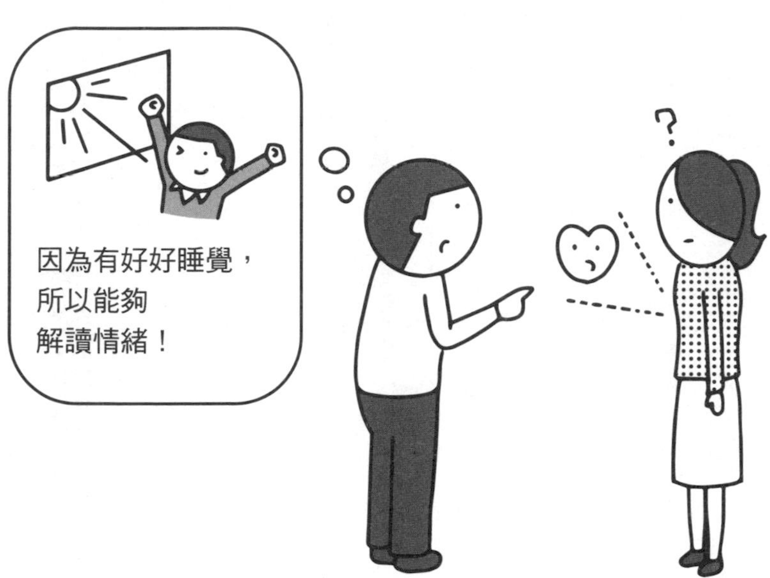

著懷疑與危險的地方。因此，無論於公於私，正確解讀對方心情很重要。為了維持良好的人際關係，也請務必確保擁有好的快速動眼睡眠品質。

知道賺到！
好眠MEMO

好好睡覺幫助孩子的大腦更成熟

大腦解讀情緒的部位，會在迎來自立階段的青春期前期，活躍起來。原本一直生活在大人庇護下的兒童，到了必須靠自己的判斷來與社會互動的年紀，就會充分地發揮出快速動眼睡眠的功能。

職業不同，腦區的睡眠深淺也有差異？揭開大腦的睡眠奧祕

KEYWORD ▽ 不同腦區的睡眠深淺差異

大腦會自行調整睡眠的深度，並集中照顧疲勞的部分

過去即使在研究人員之間，也認為睡覺時整個大腦都在睡覺，起床時整個大腦都是清醒的。不過最近隨著研究進展發現，大腦在入睡時的睡眠深度，會依腦區有所不同。

舉例而言，如果從事像主播一樣需要經常講話的職業，由於位於額葉、與說話功能有關的運動性語言中樞一直在運作，那個部位在睡覺時就會睡得更深沉。

而上述的睡眠機制，也在癲癇患者的治療中得到證實。為了找出癲癇的原因，會在病患顱內埋置電極以測量腦波，結果發現不同腦區，睡眠深度也不一樣。即使是在睡眠期間，也可能有部分的腦是醒著的。反之，在醒著的時候，也可能有部分腦區在睡覺。

在睡眠期間，我們會反覆經歷快速動眼睡眠與非快速動眼睡眠。隨著時間愈接近破曉時分，大腦清醒的快速動眼睡眠期也逐

用過的腦區，睡得更深沉

一定要睡覺的大腦

● 大腦皮質

負責思考或創造等功能，在生活中全力運作，因此需要定時休息。

每個腦區的睡眠深度不同，用過的部位會睡得更深沉。

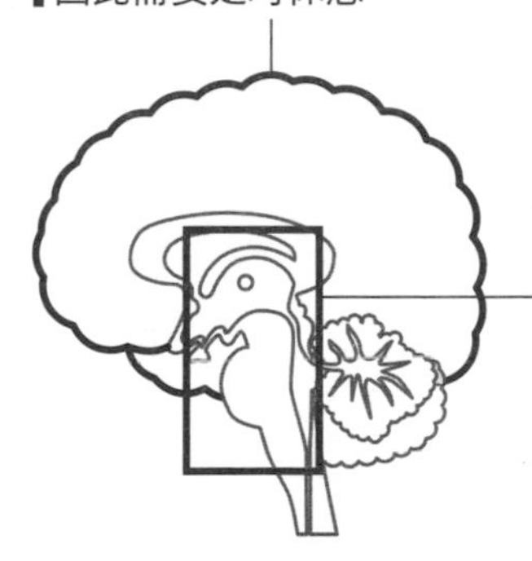

不睡覺的大腦

● 下視丘 ● 視丘 ● 中腦

● 橋腦 ● 延腦

負責維持生命的腦幹如果睡著，就無法呼吸或維持體溫。換句話說，腦幹會持續工作到死亡，一刻也不休息。

漸增加，代表了白天的疲勞經由睡眠慢慢恢復，所以腦內需要睡眠的區域愈來愈少。

知道賺到！
好眠MEMO

海裡太危險！鯨豚類的神奇構造「半腦睡覺」

海豚或鯨魚等棲息在海中的哺乳類，如果完全睡著的話會窒息死亡，因此採取的是左右腦輪流睡覺，也就是「單半球睡眠」的特殊睡眠型態。在牠們身上幾乎觀察不到快速動眼睡眠，都是以最低限度的非快速動眼睡眠，讓大腦休息。

睡一覺起來，就能忘掉討厭的事？睡眠中大腦會聰明地選擇「遺忘」

KEYWORD ▽ 軸突、樹突、突觸

原來睡覺不只幫助記憶，也有助於忘記

最近的研究也發現，快速動眼睡眠具有儲存記憶的功能，但並不是隨隨便便儲存而已，大腦會進行篩選，挑出應該記憶的事物，同時也會捨棄不必要的記憶，也就是能夠讓人「遺忘」。而發現DNA雙螺旋結構、並獲得諾貝爾生理醫學獎的弗朗西斯・克里克（Francis Crick），後來開始研究睡眠，並在一九八三年提出假說：「在快速動眼睡眠時期做夢，是為了從腦中刪除不必要、或重複的資訊。」此後，許多研究人員便投入實證工作中。

在腦中有一千億個負責傳遞與處理資訊的神經細胞，這些細胞有兩種類型的突起，分別是長長延伸的「軸突」，與複雜分岔的「樹突」。資訊（神經傳導物質）會從軸突的末端傳遞到旁邊的細胞，樹突上的受體則會接收來自其他細胞的資訊。

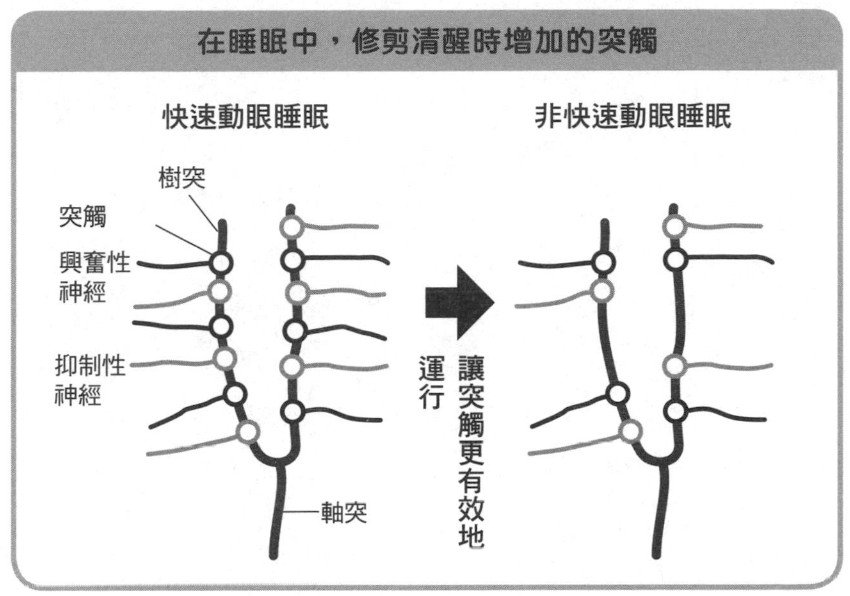

像這樣在神經細胞之間交換資訊的，就是「突觸」。隨著研究進展，近來認為最有力的說法是，清醒期間過度增加的突觸，會在睡眠期間進行整理，並使神經網絡達到最好的狀態。事實上，使用特定的神經細胞與突觸，能適當地強化神經網絡。但一個神經細胞能處理的資訊有限，而突觸的強度及密度也只能維持在特定的範圍。因此目前的推測是，睡眠期間會削除過度增加的不必要突觸，讓神經細胞之間取得最有效的連結。而一般是認為，在大腦活動低下的非快速動眼睡眠期，能夠執行這些工作。

睡眠的名句

在吃飯、睡覺、運動的時候，保持心胸坦然、精神愉快，是最好的長壽祕訣。

英國畫家

法蘭西斯・培根（Francis Bacon）

第 1 章

從體內開始改變！

調整「睡眠節奏」的飲食法

由於睡眠與生理時鐘緊密連動，一旦飲食方式造成生理時鐘紊亂或失調，就很難擁有舒適的睡眠。請試著在日常生活中，納入重置生理時鐘的飲食法，或提升睡眠品質的食物！

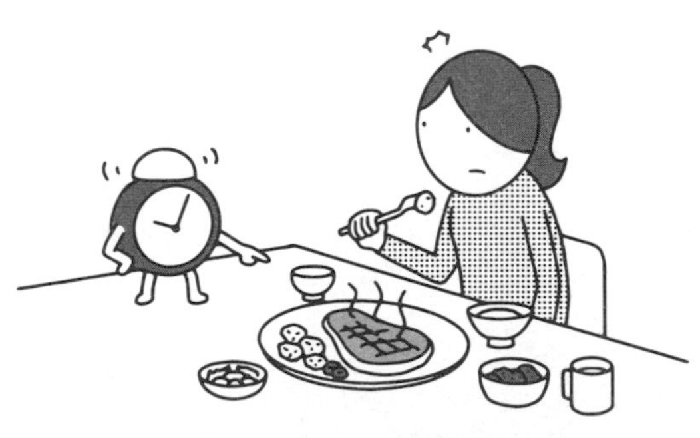

膳食纖維太少，難怪每晚睡不好！怎麼吃，可以幫助「睡眠」？

KEYWORD ▽日式料理、「孫子很溫柔」

多吃七大類食物，能打造健康身體，也能提升睡眠力

有些食材中含有助眠物質，例如萵苣或香蕉的成分有鎮靜作用。但如果只吃這些，營養會不均衡且有害健康。因此，均衡攝取對身體有益的食物並保持健康，才是提升睡眠品質的捷徑。

而睡眠治療師三橋美穗女士推薦的是，脂肪含量少又富含膳食纖維、維生素與礦物質的日式料理。她建議一天三餐當中，兩餐吃日式料理，剩下一餐吃自己喜歡的食物，只要維持這樣的飲食生活，就能夠一夜好眠，早上起床也會更有朝氣。

第一步，先從攝取「孫子很溫柔」（magowayasashii）（按：取各類食物的日文首字母拼湊而成）這個關鍵字中的食物開始。而「ma」代表豆類、「go」指芝麻（果實種子類）、「wa」是海帶芽（海藻類）、「ya」是蔬菜、「sa」為魚、「shi」是香菇（菇

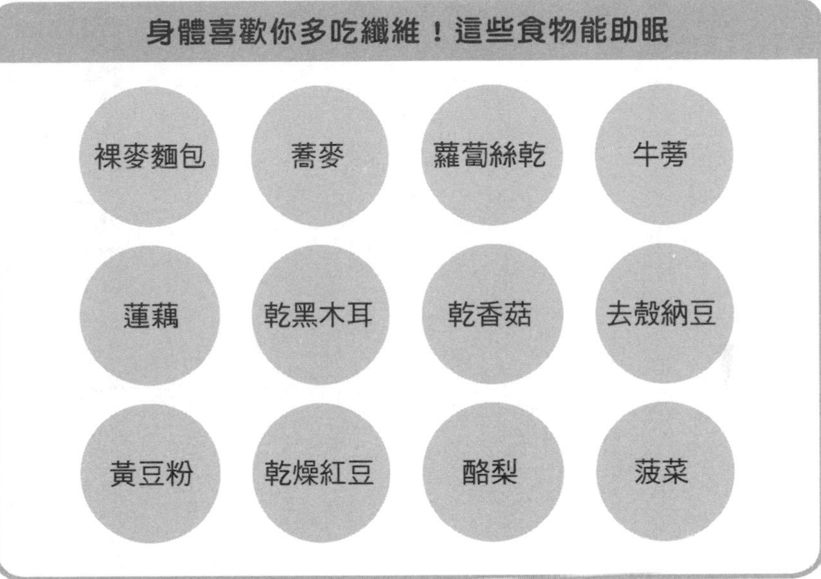

類）以及「i」代表根莖類。

根據美國哥倫比亞大學研究團隊公布的調查結果，晚餐攝取較多膳食纖維，比較好入睡、且能夠進入深度睡眠。但若攝取較多脂肪或糖分，則平均要花二十九分鐘才能入睡，而且睡到一半醒來的機率也會增加。可見對身體有益的食物，對睡眠也有益。

知道賺到！
好眠MEMO

比起食物本身
因為「相信有效」
更能熟睡每一天

即使是所謂「對失眠有效的食物」，其實很多都沒有科學根據。只是由於睡眠與情緒深刻相關，有時光是相信吃了這個食物就會睡好覺，也能讓心情放鬆下來，達到熟睡效果。

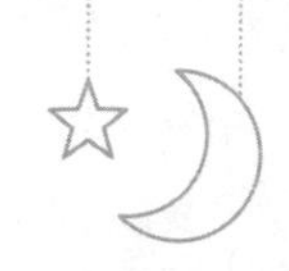

多吃「肉類中的紓壓天王」，消除疲勞、恢復精神！

KEYWORD ▽ 雞胸肉、咪唑二肽

兩大超級恢復食材一起吃，消除疲勞效果加倍

想要熟睡，得先消除一天的疲勞。聽到「消除疲勞的食物」，很多人會提起鰻魚。鰻魚在日本還很貧困的年代，確實是有效的營養補給食材。但現代人平日就吃得很營養，吃鰻魚效果恐怕有限。

那究竟吃什麼才好？答案是，雞胸肉。位於翅膀根部的雞胸肉，含有大量的「咪唑二肽」，這種成分具有抗氧化作用，能夠防止細胞氧化，而細胞氧化正是造成疲勞的原因。因此，它是能夠消除疲勞的物質。另一方面，這與候鳥的習性也有深刻的關聯。從北極圈到南極圈，隨著季節變化在全世界遷徙的候鳥，有時全年的移動距離長達三萬公里以上。牠們之所以能飛這麼遠，就是因為揮動翅膀的胸肌當中含有咪唑二肽。

咪唑二肽堪稱候鳥的動力來源，而每人每日的建議攝取量為兩百毫克。換算下來，

雞胸肉含有最多抗疲勞成分

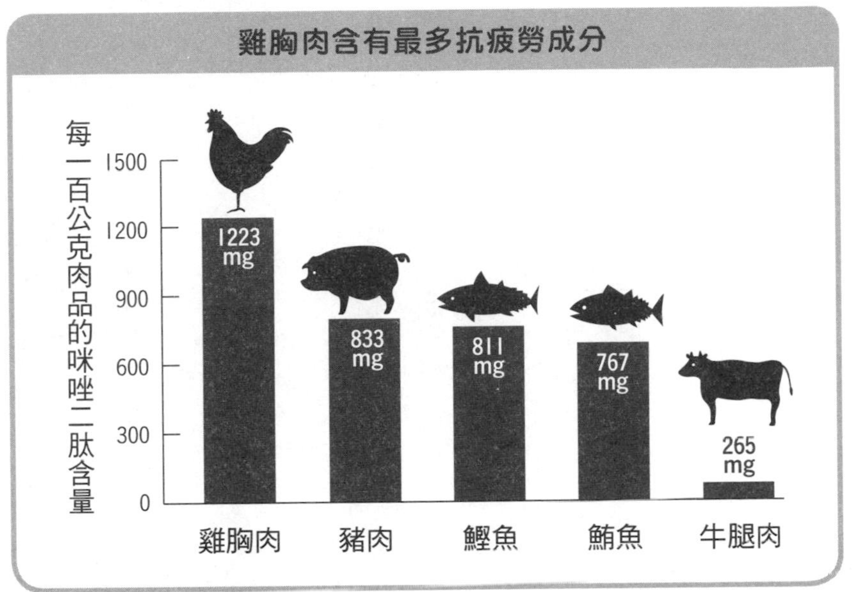

就是食用一百公克的雞胸肉。此外，搭配酸梅、檸檬或日本黑醋等含檸檬酸的酸味食物一起攝取，效果又更好。比單獨攝取雞胸肉更有營養加乘的效果。

知道賺到！
好眠MEMO

終結疲勞！多吃不游泳就會死的魚讓你精神百倍

魚肉當中也含有咪唑二肽，尤其是鮪魚、鰹魚等大型魚。由於牠們必須持續游泳，否則就會缺氧而死。因此，這類魚睡覺期間也會一直擺動尾鰭游泳。所以在靠近尾鰭的肌肉中，咪唑二肽的含量特別多。

飲食地雷讓你睡不著！用抗氧化食物甩疲勞、不失眠

KEYWORD ▽ 缺乏維生素會導致睡眠不足

外食族救星！吃對食物，營養價值就會一口氣提升！

睡眠治療師松本美榮女士指出，睡眠不足的人多半營養也不均衡。松本女士針對造訪自己美容院的顧客調查飲食，發現很多人的營養狀態不佳。其中最明顯的，就是缺乏維生素。人一旦缺乏維生素，就容易腦疲勞或無精打采、產生抑鬱等心理問題。即使自認為食物攝取量很足夠，但要是吃得不夠均衡，就會缺乏必要的營養素。根據分析，營養攝取不充足，正是無法熟睡的原因之一。

當然，使用營養價值高、且對身體無害的有機食材、三餐都自己煮……這樣的飲食型態是最理想的，但對於忙碌的上班族來說，恐怕不太實際。因此，透過午餐時選配菜多的套餐、每天輪流吃肉跟魚、增加吃蔬菜的機會等等，讓食材更多樣化，那麼即使是經常外食的人，也有望改善營養狀態。松本女士特別推薦號稱「最強食物」的肝臟。

八大超級抗氧化食物，強化自體療癒力
蒜頭
（尤其是黑蒜頭）
蘋果
黃綠色蔬菜
奇異果
芝麻
堅果類
椰子油
甜椒

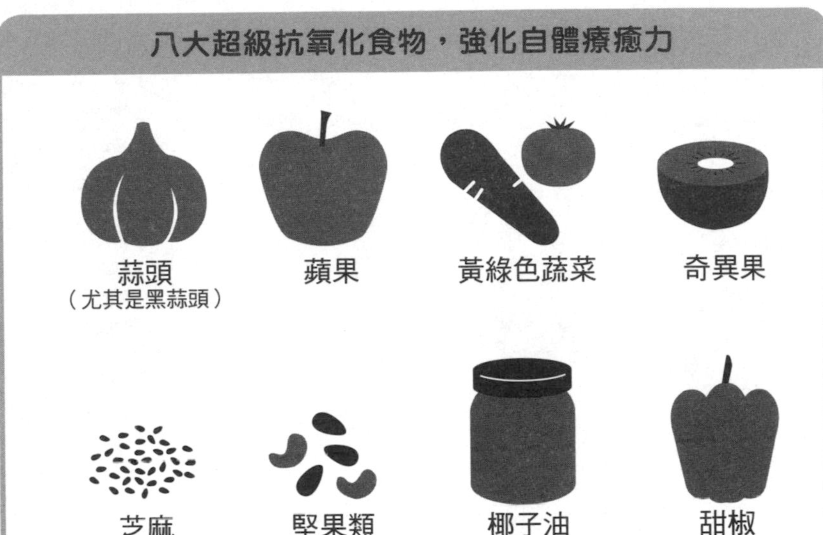

肝臟富含維生素與礦物質，建議每週攝取一到兩次。

除此之外，最好還能夠多攝取蒜頭（尤其是發酵過的黑蒜頭）、黃綠色蔬菜、芝麻或堅果類等「抗氧化」食材。如果承受工作等壓力源，活性氧就會堆積，使腦部氧化，相當於腦疲勞的狀態。而這很容易造成睡眠不足，因此請攝取高抗氧化食物，盡早消除腦疲勞。

用暖呼呼晚餐調節體溫，輕鬆改善睡眠品質

KEYWORD ▽ 甘胺酸、辣椒素、薑辣素、薑烯酚

而提高體溫有幾種方法，其中之一就是攝取能夠暖和身體的晚餐。尤其是能夠讓身體由內而外暖和起來的熱呼呼火鍋，提高體溫的效果更好。此外，吃火鍋時，最好可以積極攝取帆立貝或牡蠣等貝類，還有蝦子或螃蟹等甲殼類。這些食材富含「甘胺酸」，是能夠降低深層體溫、提高睡眠品質的胺基酸。

此外，辣椒的主成分「辣椒素」，也有提高體溫的效果。因此，如果不排斥吃辣，

先一口氣提高體溫，再漸漸降低深層溫度

我們的身體在白天活動時，會保持較高的體溫。夜晚為了讓身體與大腦休息，深層體溫（身體內部的溫度）會下降，伴隨睡意襲來。目前已知，深層體溫下降幅度愈大，更容易入睡，而且也比較容易進入深度睡眠。因此，只要一口氣提高體溫，深層體溫就比較容易下降，也會自然而然產生睡意。

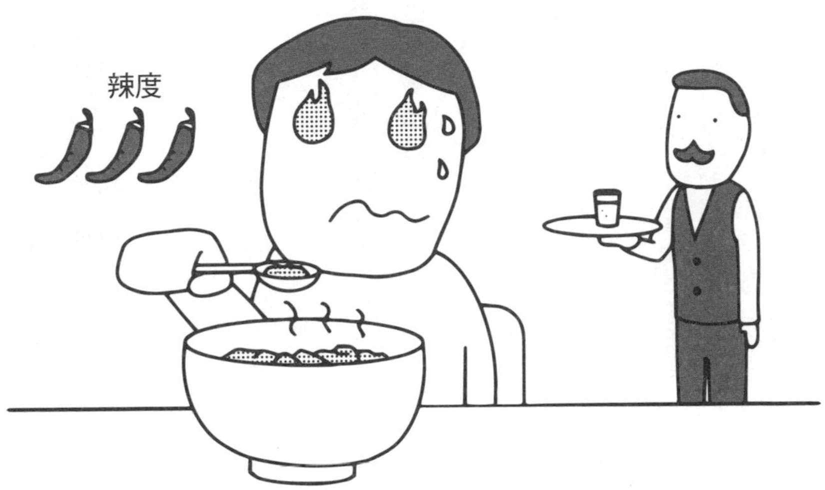

不妨在晚餐中加入泡菜等食材。而薑的辛辣成分「薑辣素」與「薑烯酚」也能暖和身體，適合用來料理。另外，也很推薦把薑與蜂蜜加入紅茶中，做成熱飲。

知道賺到！
好眠MEMO

利用辣椒素
換來一夜好眠
打造完美膚質

辣椒素除了能提高體溫，還有殺菌、抗氧化等各式各樣的效果。另外，對苦惱於肥胖問題的人來說，它也有燃燒體脂肪、消除便祕等令人開心的功效。除此之外，還能促進排汗、排出老廢物質，更有助於打造美肌。

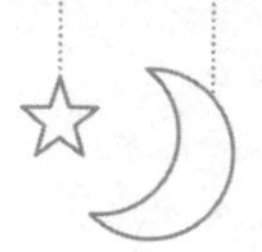

晚上來個「冷番茄」，消除燥熱、提升睡眠力！

KEYWORD ▽ 冷番茄、夏季時令蔬菜

有降低深層體溫效果的夏季時令蔬菜

為了順利入眠，除了暫時提高體溫、再降低體溫的方法，還有一個同樣有效的方法，是不提高體溫、直接降低體溫。著名的《最高睡眠法》作者、美國史丹佛大學醫學院精神科教授西野精治所推薦的，是在晚餐中加入冷番茄。事實上，把能消除身體燥熱的番茄冷藏後食用，有望進一步降低體溫。

由於番茄可以活用在各種料理中，因此也能豐富菜色。

一般來說，像小黃瓜、茄子或苦瓜等夏季蔬菜，都有替身體清熱的功效。據說在日本南部地方，也有人會飲用小黃瓜汁來降低體溫。這些能在夏天收穫的蔬菜，更富含水分與鉀，因此能幫人體補充水分。此外，像中藥或西方草藥如纈草、洋甘菊，長年來也用於助眠。

只是正如前文所述，並沒有「吃了就能

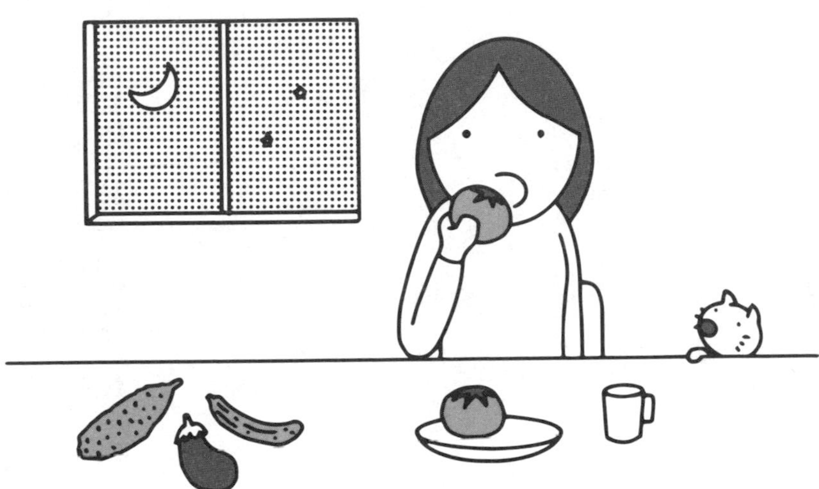

睡好覺」的食材。冷番茄也只是幫助入睡而已。然而，不管哪類食材，共通點是，如果一心想著「對睡眠有益」而只吃單一食物，最後會變得營養不均，反而難以入睡。此外，西野教授說，決定食物「使用方式」的是身體，例如原本吃大豆食品是為了助眠，結果身體把它用來強化肌肉等等。有鑒於此，關鍵是均衡飲食，避免出於偏見而偏食。

早餐喝這碗湯就對！色胺酸讓你夜晚更好睡

KEYWORD ▽ 色胺酸、味噌湯

最簡單的味噌湯，化身最強食療

「早上想盡量睡久一點」、「沒有食慾所以不吃早餐」，是很多人的共同心聲。即便如此，還是建議至少喝一碗味噌湯。因為大豆製品的味噌，含有很重要的營養素——「色胺酸」，屬於必需胺基酸。

色胺酸一旦進入人體，就會轉化成「血清素」，這種激素具有安定精神的功效。除此之外，到了晚上它還會轉換成促進睡眠的「褪黑激素」。一旦色胺酸不足，會引起失眠，造成睡眠品質下降。然而，色胺酸無法在體內自行生成，必須從飲食當中攝取才行。

另一方面，因為色胺酸是由胰島素運送到大腦，建議可以喝味噌湯配米飯，後者能促進胰島素分泌。而好好吃一頓早餐，可以讓消化器官開始積極運作，大腦隨之展開活動，體溫也會逐漸上升。於是，整天都精力

讓味噌湯更營養的超級材料

β- 胡蘿蔔素 →	胡蘿蔔、南瓜、番茄
水溶性膳食纖維 →	海藻類、牛蒡
非水溶性膳食纖維 →	菇類、根莖類、蔬菜類
維生素 B 群 →	豬肉
蒜素 →	蒜頭、蔥類

充沛。到了晚上，為了讓疲勞感得以恢復，大腦與身體會要求休息，於是自然而然就會產生睡意。

知道賺到！
好眠MEMO

聰明加入美味食材 營養又助眠 健康效果倍增！

除了味噌以外，其他大豆製品、雞蛋、紅肉、乳製品也富含色胺酸。因此，在味噌湯中加入豆腐或雞蛋等食材一起食用，效果會更好。要是抽不出時間，利用沖泡式味噌湯也是一種方法。

這才是理想的吃早餐時間！讓身心甦醒，調好生理時鐘

KEYWORD ▽ 生理時鐘

展開一天的生活。假如生理時鐘節奏紊亂不一，就會陷入頭腦醒著、但身體還在睡覺的不平衡狀態。那些說自己即使睡覺也無法消除疲勞的人，原因或許就出自生理時鐘的紊亂。

目前已知的事實，就是空腹的時間愈長，愈有助於重新設定生理時鐘。因此，前一天的晚餐最好早點吃，早餐則盡量在空腹狀態下攝取。理想是，晚餐到隔天早餐之間相隔十二個小時。相反地，晚上太晚吃飯的

只要在固定的時間吃早餐，生理時鐘就會讓人自動醒來

跟早餐「要吃什麼」差不多重要的，就是「什麼時候吃」。我們的身體細胞有生理時鐘，與腦內的中央時鐘一起控制體溫、血壓或心跳次數等各種功能。而正是「吃早餐」，能讓全身的生理時鐘與腦內的中央時鐘配合得天衣無縫。只要在起床後一小時內吃早餐，所有時鐘就能跟上節奏，舒適地

話，與隔日早餐的間隔時間就會變短，讓生理時鐘更難調，因此不建議在深夜進食。為了不打亂生理時鐘，就寢前三小時，請不要吃東西。

對睡眠最好的飲食安排

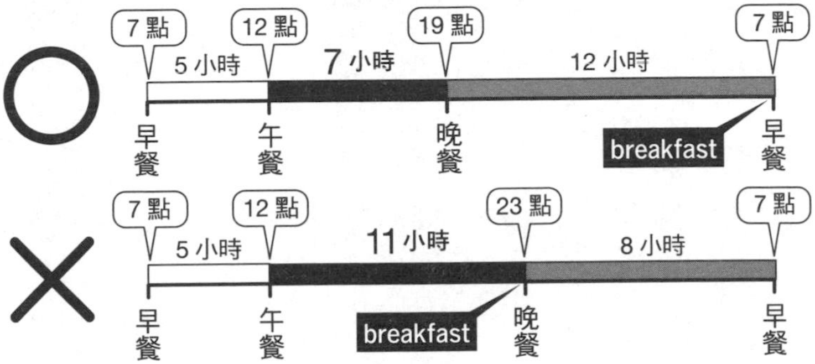

○
7點　5小時　12點　7小時　19點　12小時　7點
早餐　午餐　晚餐　breakfast　早餐

×
7點　5小時　12點　11小時　23點　8小時　7點
早餐　午餐　breakfast　晚餐　早餐

要是晚餐愈晚吃，與午餐的間隔時間就會愈長，導致那頓晚餐變成「breakfast」。因此，晚餐請早一點吃，將晚餐到早餐的空腹時間延長，強化生理時鐘的重設。

知道賺到！
好眠MEMO

含有打破空腹之意的「早餐」

早餐在英語當中，是寫成「breakfast」，如果直譯的話，break＝破壞，fast＝斷食，意思就是「打破斷食的狀態」。正如字面所示，早餐就是打破睡眠期間的斷食（空腹狀態）的一餐。

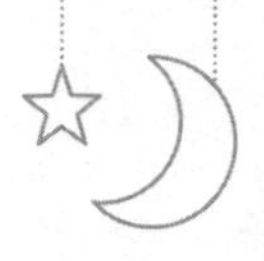

邊做日光浴邊吃早餐，補充營養又醒腦！

KEYWORD ▽ 一千五百到兩千五百勒克斯的光

沐浴在早晨的陽光下，能有效重設生理時鐘

促進睡眠的荷爾蒙「褪黑激素」，是由「血清素」轉變而來。而早晨沐浴在陽光下，能分泌出血清素。為了晚上好入睡，早上曬太陽很重要。若想促進血清素分泌，必須在起床後一小時內曬太陽，甚至吃早餐的時間也不能浪費。假如能選在陽光灑落進來的地方吃早餐，就一石二鳥了，可以同時獲取營養與日光浴效果。

早晨的陽光除了能促進血清素分泌，還有一項重要的功能，那就是確實重設生理時鐘。藉由沐浴在陽光下，大腦的生理時鐘會重新設定。如前文所述，起床後一小時內吃早餐的話，全身的生理時鐘會跟上節奏，若再加上早晨的陽光，則會重設得更加確實。

在陽光的照射下，應該會有種暖洋洋的感覺。只要在那裡享受「舒適感」，並花三十分鐘左右慢慢享用早餐，就能有效重設

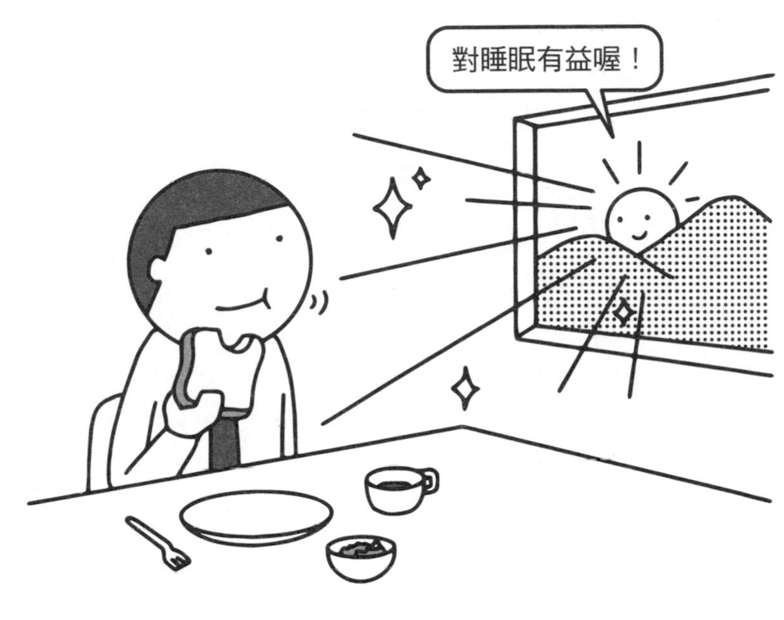

生理時鐘，同時感到從容放鬆。

基本上，血清素要分泌需要有一千五百到兩千五百勒克斯的光。而室內的照度可以用市售的勒克斯計（照度計）來測量，大約三千日圓就能買到。因此不妨確認一下室內的亮度，來決定適合吃早餐的地方。只要掌握亮度，即使不直接曬到太陽也沒關係。如果是在意紫外線的人，建議可以多下點工夫，例如拉上蕾絲窗簾等等。

好上手！超元氣省時早餐，輕鬆攝取三大快樂營養素

KEYWORD ▽ 色胺酸、維生素B_6、碳水化合物

讓「準備早餐」輕而易舉，每天吃進滿滿營養

為了分泌出早上起床必備的血清素，必須要湊齊三種營養素，分別是大量存在於蛋白質中的胺基酸「色胺酸」、「維生素B_6」以及「碳水化合物」。換句話說，早餐必須均衡地攝取含有這些營養素的食品。

理想的菜色是白米搭配肉、魚或蛋等富含蛋白質的副菜，再喝一碗加了很多蔬菜的味噌湯。不過想必也有很多人寧可把時間用來睡覺，也不想那麼麻煩地做一頓早餐。此時，省時的替代料理即可派上用場。

舉例而言，如果把白米換成糙米或胚芽米（把糙米打磨得更容易食用），即可同時攝取碳水化合物與維生素B_6。而覺得煮味噌湯很麻煩的人，可以先做好「味噌高湯」冷藏起來，要喝時直接加入熱水就完成了。最後，推薦的配菜像是只要倒在飯上就ＯＫ的納豆、鮭魚鬆、海苔絲等等。行有餘力的

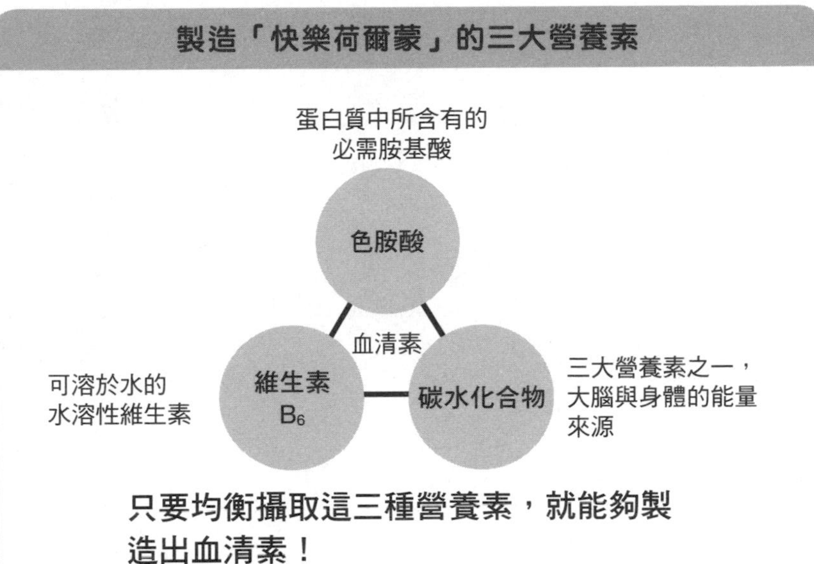

話，也可以再加顆雞蛋。總之，先從可以持續下去、做起來不麻煩的早餐開始準備。

知道賺到！
好眠MEMO

最強紓壓食物！
一根香蕉
三大快樂營養素都有

對於沒有吃早餐的習慣、且覺得省時料理難度也很高的人，最推薦的就是吃一根香蕉。香蕉是唯一同時含有色胺酸、維生素 B_6 與碳水化合物的食物。先從方便的香蕉開始，養成吃早餐的習慣。

晚餐吃對時間，就能順利重設生理時鐘

KEYWORD ▽ 晚餐在睡前三小時吃

掌握黃金進食原則，睡得少也能神清氣爽

晚餐與早餐一樣，也會對睡眠造成很大的影響。對於工作繁忙的上班族來說，想必也有人希望不用睡太久就能消除疲勞。若想要靠短時間睡眠來消除疲勞，睡眠治療師三橋美穗女士推薦的方法是：「晚餐盡量早點吃、吃少點。」三橋女士本身曾經有累到晚餐沒吃飽就去睡覺，隔天早上四點左右就神清氣爽地起床的經驗。她說，儘管睡眠時間只有六小時，卻感覺像是睡了八小時一樣滿足。而她目前的生活型態是，晚上六點左右吃頓簡單的晚餐，隔天早上七點半左右再吃頓豐盛的早餐。

如前文的解說，從晚餐到隔天早餐的斷食時間愈長，生理時鐘的重新設定能力就會愈強。除此之外，攝取豐盛的早餐，一樣也會提高生理時鐘的重新設定能力。

要是快睡覺時還在吃東西，腸胃等內

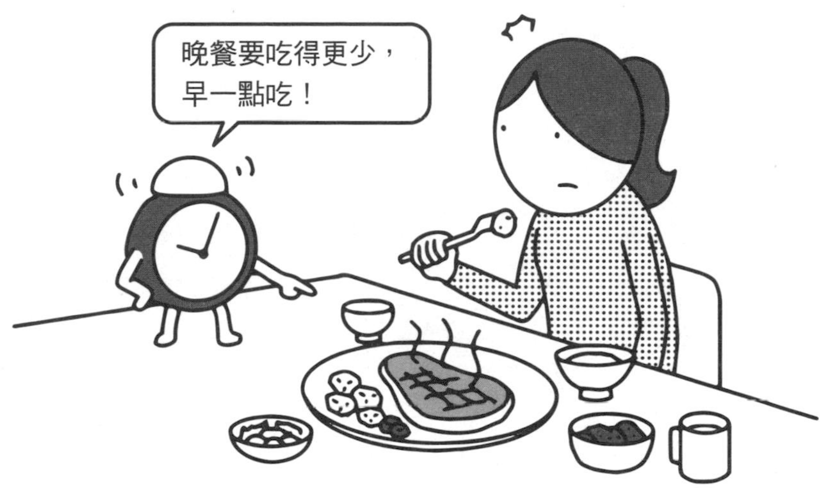

臟為了消化食物，在睡著之後依然會繼續工作。如此一來，控制內臟運作的自律神經就無法休息，進而妨礙到睡眠。

知道賺到！
好眠MEMO

早一點吃晚餐
不僅提高睡眠品質
也有助於減肥

睡前吃東西不僅會妨礙睡眠，也容易發胖。因為睡眠期間消耗的熱量遠少於醒著的時候，導致吃下去的熱量無法全部消耗掉，於是堆積在體內。因此，如果想減肥的話，不妨早一點吃晚餐。

晚餐選錯食物，毀睡眠、傷腸胃！

KEYWORD ▽ 限制醣類、減少飯量

分解醣類需要時間，晚餐吃太多，內臟無法休息

「限醣飲食法」從幾年前開始受到關注，愈來愈多人減少攝取米飯或麵食等醣類。

睡眠治療師松本美榮女士，也推薦靠限醣，來獲得品質良好的睡眠。因為醣類的分解需要時間，若在睡前攝取的話，就跟吃宵夜一樣，內臟在睡眠期間照常運作，導致睡眠變淺。

除此之外，過度攝取醣類不僅會使血糖上升，分解醣類時還會消耗大量維生素，對睡眠造成負面影響。實際上，許多松本女士的客戶都說：「自從晚餐不攝取醣類以後，就變得很好睡。」

話雖如此，我們也沒必要把醣類視為眼中釘。畢竟，生活型態或嗜好因人而異，如果勉強限制醣類的攝取，也有報復性飲食的風險。

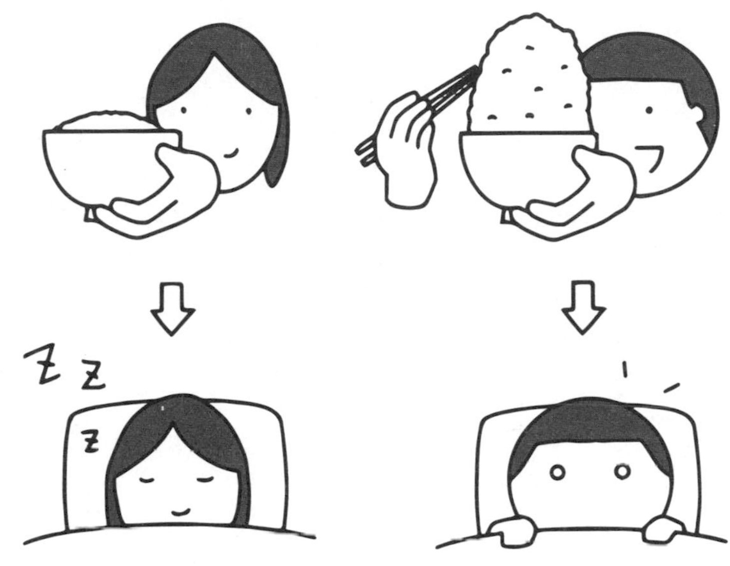

要是晚餐無論如何都想吃飯，建議在進食的時候「減少分量」以避免過度攝取，不需要刻意忍耐。

知道賺到！
好眠MEMO

向英式晚餐「supper」學習一夜好眠的祕訣

晚餐在英國稱作「supper」，意思就是「只有湯的飲食」。正如字面之意，英國人的晚餐非常簡單。而這是非常合宜的飲食型態，因為在就寢前，食物便消化完了，能夠好好睡上一覺。

晚餐不吃更好？食慾素上升反而睡不著

KEYWORD ▶ 食慾素

食慾素具有令人保持清醒的作用，名稱由來是希臘文中代表食慾的「orexis」，可見這種物質與攝食行為也有深刻的關聯。因此，一旦斷食就會促進食慾素分泌，使食慾增加，同時也很有可能讓人清醒過來、無法入睡。為了能夠一夜好眠，好好地攝取晚餐，抑制食慾素分泌很重要。

除此之外，食慾素會活絡交感神經，促進體溫升高。不吃晚餐的話，不僅食慾會因為食慾素的分泌而上升，同時體溫升高也會

空腹會招致睡眠不足，也有報復性飲食的風險！

如前文所解說的，空腹時間愈長，生理時鐘的重新設定能力也愈高。那麼假如跳過晚餐不吃呢？應該也有人為了減肥，晚上不吃任何東西。然而，這樣反而可能會餓到睡不著，甚至在半夜醒來進行報復性飲食。

基本上，腦內物質「食慾素」，便與這個現象有關。

「食慾素」是切換睡眠與清醒狀態的開關

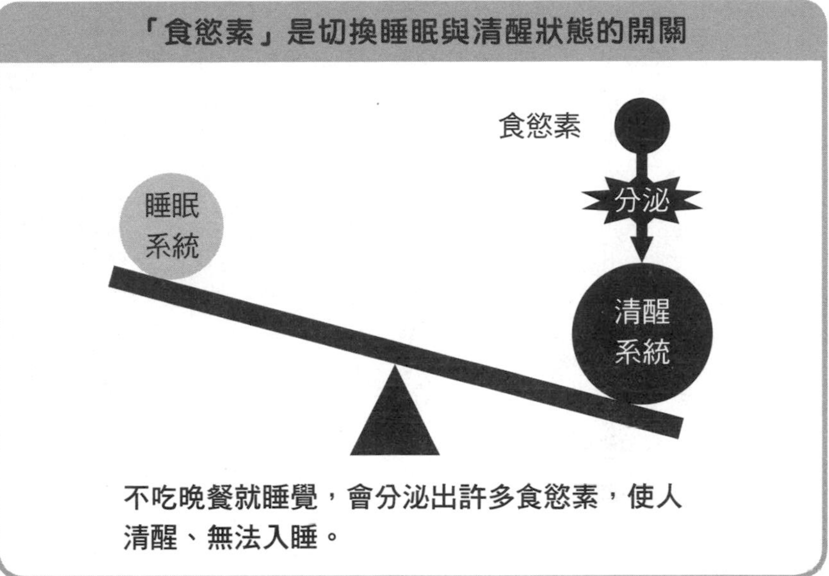

不吃晚餐就睡覺，會分泌出許多食慾素，使人清醒、無法入睡。

感到困倦，再加上交感神經活絡打亂自律神經，最後就會引起各種不適的症狀。

知道賺到！
好眠MEMO

晚餐應該避開需要時間消化的炸物類

為了得到品質良好的睡眠，應該好好地吃晚餐，但必須注意餐點內容。尤其建議選擇脂肪含量少、好消化的菜色。不過，如果想吃炸物等需要時間消化的東西，請盡量在睡前四小時攝取。

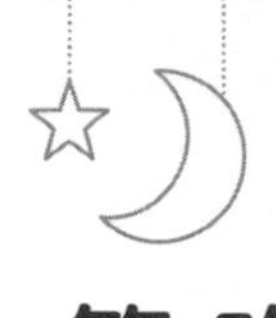

吃完午餐昏昏欲睡？第一口吃什麼是關鍵！

KEYWORD ▷ 血糖波動

盤料理，一定很容易讓你飯後想睡。因為其中的碳水化合物通常很多，會導致血糖急速上升。如此一來，胰臟就會分泌胰島素來降低血糖。而且，如果吃很多碳水化合物，不僅血糖上升的速度很快，下降的速度也會變快。血糖值的上下波動會使人昏昏欲睡，或注意力不集中。另一方面，就算食用套餐，如果吃大分量的或再添一碗飯的話，也會讓血糖上升、因而感到困倦。

此外，在進食的方式上，也必須花點心

午餐遵守進食的順序，適度減量，下午也能充滿幹勁

享用美味的午餐，是上班族最期待的事。雖然每一種食物都令人垂涎，但要是選錯菜單，飯後很有可能會被強烈的睡意襲擊，進而妨礙到下午的工作。

想要避免下午昏昏欲睡，建議選擇副菜有蔬菜，再加上肉或魚等主菜，還有五穀類與湯的套餐。相反地，蓋飯或咖哩飯等單

午餐選擇日式炸雞套餐，優於烏龍湯麵？

烏龍湯麵

血糖的波動

空腹時　130mg/dl
餐後 30 分鐘　220mg/dl
餐後 2 小時　155mg/dl

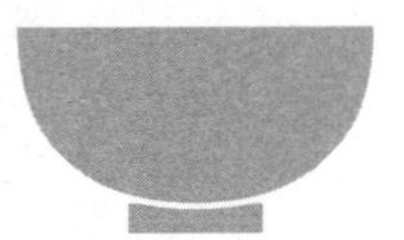

日式炸雞套餐

血糖的波動

空腹時　130mg/dl
餐後 30 分鐘　185mg/dl
餐後 2 小時　156mg/dl

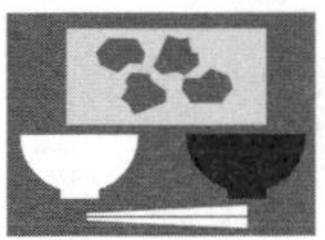

吃完日式炸雞套餐後，餐後 30 分鐘的血糖值，比烏龍湯麵還低 35mg/dl ！只要注意進食的順序，甚至有可能把血糖控制得更低。

思。重點是要按照特定順序進食，先吃沙拉或燉菜等膳食纖維豐富的副菜，再吃以蛋白質為主的主菜，然後才是米飯或麵包之類的碳水化合物。只要遵守這樣的順序，就能讓血糖上升得比較平緩。

知道賺到！
好眠MEMO

即使不吃午餐 到了下午兩點左右 一樣會感到昏昏欲睡

美國史丹佛大學的研究結果顯示，「在生物學上，午餐並不是下午昏昏欲睡的主因」。在與生物節律對照下，下午兩點左右，是清醒程度容易降低的時段，因此會感到昏昏欲睡。

下午昏昏欲睡、缺乏幹勁，就用三大午餐策略來克敵制勝！

KEYWORD ▽ 依目的選擇午餐法

在感到喜悅或快樂時分泌，而且也能增加血清素的釋放量。因此，感受到對對方的親密愛意時，會促進催產素的增加。但需要注意的是，避免攝取過多碳水化合物及會讓體溫上升的菜餚。因為大量的碳水化合物會讓血糖值急速上升，此外，一旦體溫上升，之後下降時就會產生睡意。所以，建議選擇如日式套餐等，可以從配菜中充分攝取到蔬菜或蛋白質的菜色，且飯量要減少。

第二種是下午有關鍵工作、或午後有重

提升表現的關鍵，在於午餐的選擇！

說防止午後睡意、提升工作效率的關鍵，在於午餐菜單也不為過。那些踏入喜歡的餐廳，往往會按照當天推薦菜單做選擇的人，不妨運用一下睡眠改善教練西川由香子女士所推薦的，依目的選擇午餐法。

首先第一種是，為了與喜歡的人變得更親近的「催產素午餐」。目前已知催產素會

最佳吃午餐策略

催產素午餐

為了釋放出愛情荷爾蒙「催產素」的午餐，僅限於彼此合得來的人。

表現午餐

下午有重要工作的午餐。目的是讓頭腦清醒，而且沒有空腹感。

獎勵午餐

不必在意內容與分量，盡情吃喜歡食物的午餐。頻率為每週一次。

要業務的「表現午餐」。這種時候很容易會選擇豬排丼或牛排等有飽足感的料理，但其實這些食物的缺點是，會對腸胃造成消化負擔。為了避免在關鍵時刻胃不舒服，肉類的話最好選擇雞肉或脂肪較少的紅肉，以及富含膳食纖維的菇類或海藻等等。

最後一種是給平常努力的自己的「獎勵午餐」。每週盡情吃一次自己喜歡的食物，相信這樣的期待感會讓午餐更加豐富有趣。別忘了每一頓午餐都要多攝取蛋白質，少攝取碳水化合物。

擊退睏意的好幫手咖啡因，有可能偷走你的睡眠時間？

KEYWORD ▷ 腺苷、咖啡因

晚上想要好好睡覺的話，就掌握咖啡因的代謝時間

很多人會喝咖啡來提神，因為咖啡當中所含的咖啡因具有刺激作用，能抑制睡意。在我們醒著的時候，腦內會產生名為「腺苷」的化學物質。它會發送神經訊號，刺激腦中掌管睡眠的部分，使人昏昏欲睡。而咖啡因能妨礙腺苷運作，阻斷睡意。

不過，咖啡因雖然是提神的好夥伴，但要注意咖啡因的作用時間。咖啡因的效果會在攝取後的三十分鐘達到高峰，其後逐漸消退，但即使經過五到七小時，依然會殘留一半的效果。

舉例來說，在晚上六點左右攝取咖啡因，效果就會持續到深夜為止。所以，如果晚餐後想放鬆地來杯咖啡，恐怕會妨礙睡眠。

不只咖啡或茶有咖啡因，可可含有率高的巧克力或可可粉中也有。因此，感覺自己

咖啡因如何影響睡眠？

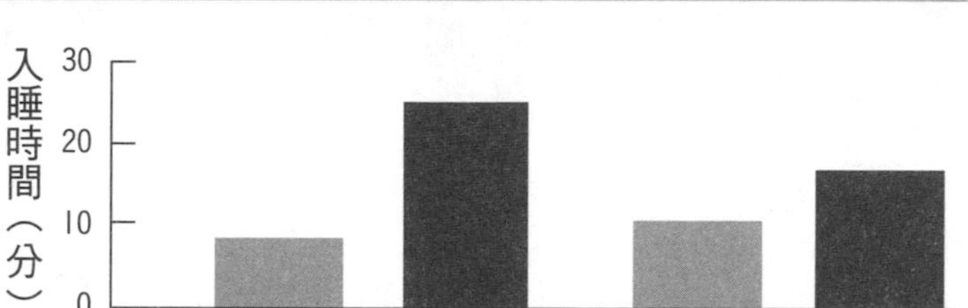

一般來說，攝取咖啡因後約三十分鐘，血液中的咖啡因濃度會達到高峰，而健康的人大約需要五到七小時，才會代謝掉一半。有實驗請一組人飲用含咖啡因的飲料，另一組人喝下像提神藥的安慰劑飲料。而飲用咖啡因飲料的組別，需要花更長時間才能入睡。

知道賺到！
好眠MEMO

喝一杯水 補充腦部的水分 讓身體醒過來

由於人在睡覺時會流很多汗，因此起床時會陷入輕微的脫水狀態。所以，如果覺得很難清醒過來，其實是水分不足的緣故。尤其腦部特別需要水分，因此請養成早上喝一杯開水、而不是咖啡的習慣。

不易入睡、或很淺眠的人，或許是因為咖啡因攝取過多。

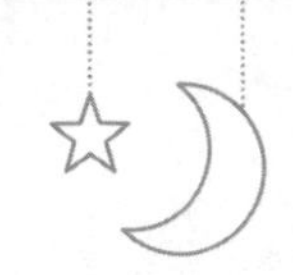

咖啡因的效果有可能持續十小時！建議「這時間」前喝完最後一杯

KEYWORD ▽ 咖啡因攝取的時限

所以，必須從就寢時間倒推，算出適合攝取咖啡、茶，甚至是能量飲料等咖啡因飲品的時間。舉例而言，如果晚上十一點睡覺，最好在九小時前的下午兩點，喝完最後一杯。另外也有案例是一戒掉咖啡以後，晚上早早就會產生睡意，而且可以睡得很熟。

此外，過度攝取咖啡因除了晚上會睡不著，嚴重還可能引起不喝就焦慮的上癮症狀，或是造成頭暈、噁心、腹瀉等等。

另一方面，提神用的能量飲料當中，也

下午喝一杯咖啡，也會妨礙睡眠？

咖啡因的提神效果因人而異。一般來說，咖啡因會在體內持續五到七個小時。但由於每個人對咖啡因的耐受性不同，因此也有人會持續十小時之久。有些人擔心晚上睡不著覺，所以避免在睡前飲用咖啡或茶。但其實，即使在黃昏時飲用，也會造成同樣的結果。

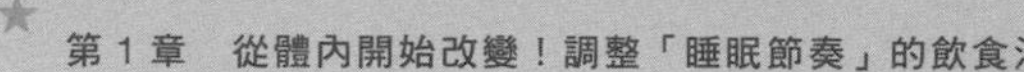

含有相當於一杯咖啡的咖啡因含量。因此，經常飲用能量飲料的人，必須注意不要過度飲用。

咖啡因含量排行榜

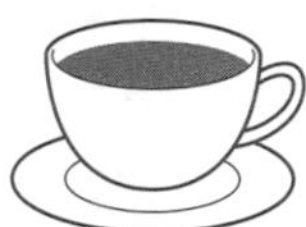

每 100ml 的咖啡因含量	
玉露茶	160mg
能量飲料	50 ～ 70mg
咖啡	60mg
紅茶	30mg
煎茶	20mg
焙茶	20mg
烏龍茶	20mg
可樂	10mg
可可	8mg

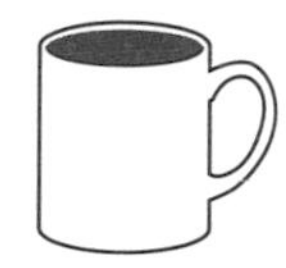

知道賺到！
好眠MEMO

一天可以喝幾杯咖啡？認識「咖啡因」

世界衛生組織建議的一日咖啡因攝取量，為 300mg 以內。而 100ml 咖啡的咖啡因含量為 60mg，若以一個馬克杯為 200ml 到 250ml 來推算，一天兩杯為適量。而紅茶的咖啡因含量是 30mg，可可是 8mg，不到咖啡的一半。

用乳清蛋白代替點心，滿足嘴饞，還能補充蛋白質！

KEYWORD ▷ 乳清蛋白

在工作的時候吃甜食，有可能讓人昏昏欲睡

工作疲勞時，往往會想要吃甜食來補充糖分。然而，文書處理等腦力工作，並不會造成缺糖的問題，反而是點心當中所含的碳水化合物與砂糖會提升血糖值，帶來睡意或倦怠感等更大的負面影響。因此，如果是沒有甜食就會寂寞難耐的人，建議攝取「乳清蛋白」。乳清蛋白是從牛奶中提煉出來的蛋白質，含有許多礦物質與水溶性維生素，為健康食品。由於味道清淡且容易飲用，因此適合加在牛奶或無糖優格中，一起飲用也能獲得充分的滿足感。而且不會造成胃不舒服，因此也不會影響到午後的工作。

此外，可以輕易攝取到蛋白質，也是乳清蛋白的優點之一。日本厚生勞動省所制定的成人（十八到六十四歲）一日蛋白質建議攝取量（二〇二〇年度），男性為六十五公克，女性為五十公克。如果想從肉類當中攝

乳清蛋白的營養價值

一份 30g 的乳清蛋白			
熱量	116kcal	維生素 B_2	1.9mg
蛋白質	22.6g	維生素 B_6	1.5mg
脂肪	1.4g	維生素 B_{12}	6.3μg
碳水化合物	3.3g	葉酸	330μg
食鹽相當量	0.2g	泛酸	5.0mg
維生素 B_1	1.6mg	菸鹼酸	25.2mg

由於其中含有各式各樣的營養素，
也推薦給平日飲食中缺乏蛋白質的人。

取足夠的蛋白質，竟然要食用四百五十克之多，並不是可以輕易吃到的量。因此，乳清蛋白也有助於補充缺乏的部分。而且，若能把它納入前文所介紹的表現午餐中，也能提升午後的幹勁。

知道賺到！
好眠MEMO

補充蛋白質的乳清蛋白也可以對抗病毒

想要擊退病毒，培養免疫力很重要。而乳清蛋白也有支援免疫細胞活動的功能。不僅是感冒或流感而已，在對抗新型冠狀病毒上，乳清蛋白也能發揮作用！

怕安眠藥上癮，適量喝酒比較好睡？

KEYWORD ▽ GABA、適量飲酒

喝酒之所以會想睡覺是因為腦部麻痺？

我們的腦內有一種叫「GABA」的抑制性神經傳導物質，具有舒緩壓力的作用。而鎮靜型安眠藥是從外部加強GABA的作用，來促進睡眠。但要注意的是，慣性服用安眠藥也會帶來意識混濁、四肢無力或頭暈目眩等副作用。

事實上，酒精也具有與安眠藥同等的危險性。適量飲酒雖能助眠，也有放鬆效果。但另一方面，飲酒過量則會對GABA造成強烈影響，引起類似服用安眠藥的症狀。比方說，喝醉以後走路搖搖晃晃，其實接近意識混濁的狀況。這是大腦因為酒精而麻痺，造成類似昏睡的狀態。之後，等酒精排出以後就會清醒過來，因此會變得睡不著覺或淺眠。

飲酒過量不僅無法進入深度的非快速動眼睡眠，腦與身體也會在疲憊的狀態下，迎

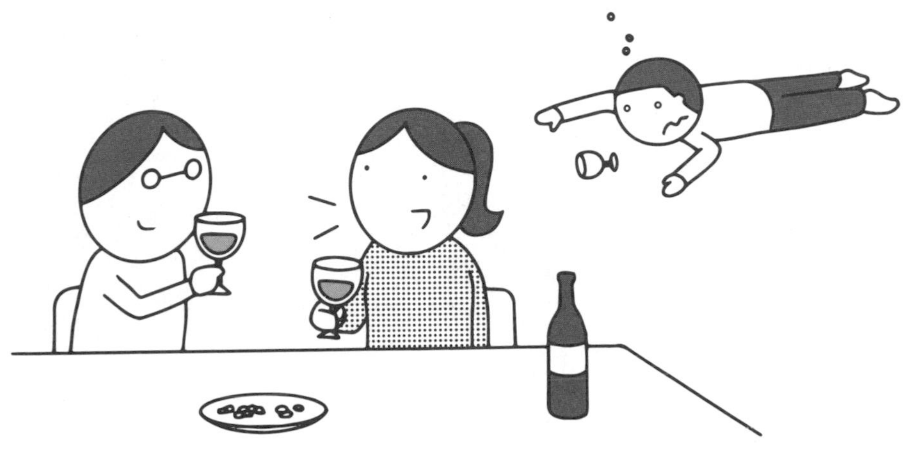

接早晨到來。而適當的飲酒量依體重而異，一般來說大約是一瓶中瓶啤酒（五百毫升）、一合日本酒（一百八十毫升）的程度。超過的話就會進入酩酊狀態，妨礙睡眠，隔天還會宿醉。

知道賺到！
好眠MEMO

睡前喝酒
有助入眠？
小心變酗酒前奏

睡前喝酒的話，肝臟在睡眠期間也得分解酒精。此外，一旦身體勞累無法消除、又經常飲酒，大腦及身體就會一直累積疲勞。如果又為了助眠而愈來愈依賴酒精，就有成癮的危險。

睡前一杯酒，反而睡不久

降低睡眠品質、有成癮風險……

KEYWORD ▷ 乙醛、快速動眼睡眠抑制因子

喝酒後昏昏欲睡的大腦，與打麻醉是一樣的狀態？

對很多人來說，下班後來杯生啤酒是最期待的事。不管是放鬆心情或與朋友同樂，酒精都是滋潤生活的好夥伴。不過在睡覺前喝酒，也就是所謂的睡前酒，則應該盡量避免。根據國際酒精學會的報告，人喝酒後雖然能夠在短時間內睡著，但肝臟的酒精分解作業卻會使睡眠變淺。由於酒精會抑制清醒，因此醉到一定程度時，雖然會想睡覺，但那絕對不是自然的睡眠。事實上，調查攝取酒精後睡著的人會發現，他們的腦波是接近輕微麻醉的狀態。

除此之外，目前也知道睡前酒會成為快速動眼睡眠的抑制因子。當酒精在體內分解，會製造出「乙醛」。而對快速動眼睡眠造成嚴重妨礙的，就是乙醛。如前文所述，快速動眼睡眠具有做夢或儲存、整理記憶的功能。一旦不做夢的時間愈來愈長，或無法

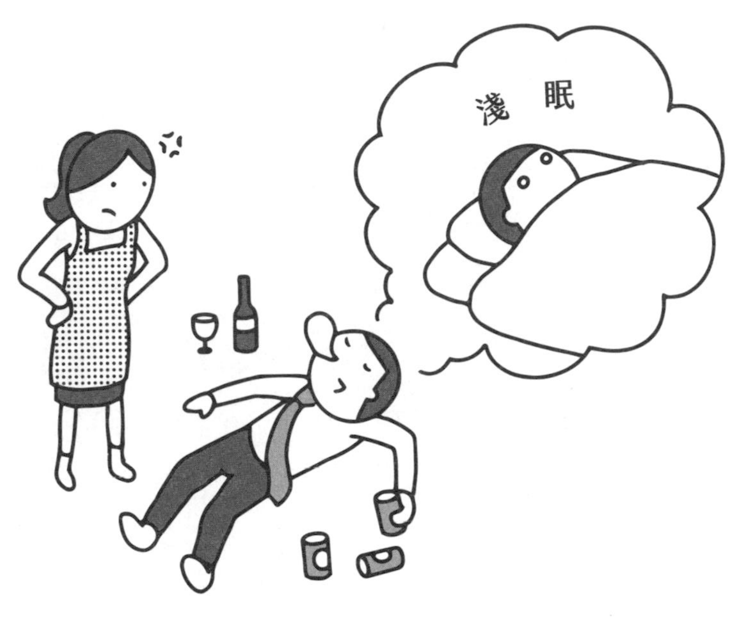

處理的記憶愈來愈多，身體就會渴望快速動眼睡眠。如此一來，連醒著的時候也會做夢，而那就會引發酒精成癮症的症狀之一，即妄想或幻覺，這是非常可怕的事。

當然，不僅是睡前酒而已，大量飲酒也必須注意。目前已知飲酒過量會讓睡眠呼吸中止症惡化。由於睡眠呼吸中止症會對血管造成負擔，因此會提高腦血管疾病或心臟病的風險。最近市面上販售的無酒精飲料種類也很豐富，不妨試著用這些來代替睡前酒。

喝這些飲品可以活化副交感神經，助眠、放鬆又養生！

KEYWORD ▷ 洋甘菊茶、熱開水

只要在洋甘菊茶中加入牛奶，助眠效果就會大幅提升！

不喝睡前酒就睡不著的人，可以試試看用飲料來代替酒精。此處推薦的是放鬆效果絕佳的花草茶。花草茶豐富的香氣能影響大腦的自律神經，促進副交感神經運作，讓心情得到放鬆。

自古以來，花草茶就常被用在治療疾病或消毒等民間療法中，其中因為放鬆效果高、能夠助眠而受到矚目的，就是洋甘菊茶。洋甘菊茶當中富含「芹菜素」成分，特性是能與腦內神經傳導物質GABA結合，因此能夠鎮靜神經系統的活動，讓人自然成眠。此外，若加入牛奶做成洋甘菊奶茶的話，牛奶中所含的「色胺酸」也能進一步提升安眠效果。

另一方面，若飲用熱飲來溫暖內臟，血液循環會變好，有助於改善難以入睡的問題。因此，溫度稍高於體溫的熱開水也很有

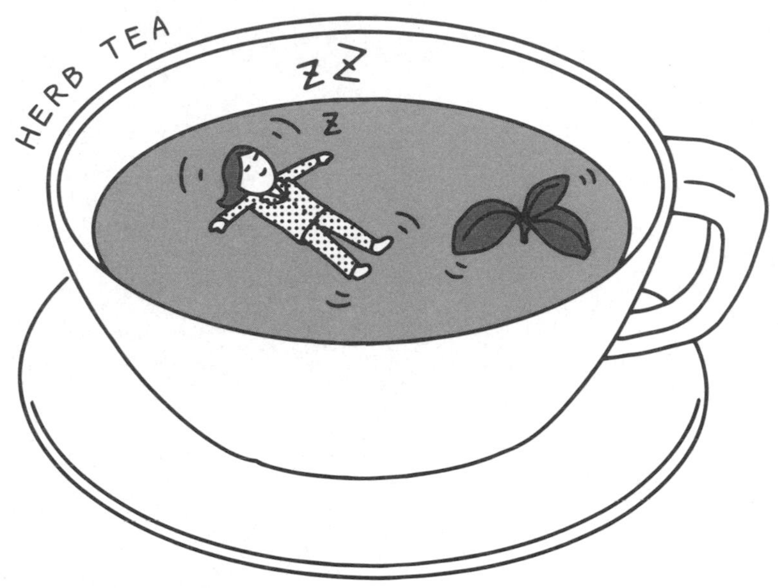

效。而薑湯或葛茶也能溫暖身體，不妨視當天的心情來挑選飲料。但無論喝哪種飲料，慢慢花時間享用的效果會更好，同時也能夠放鬆心情。

知道賺到！
好眠MEMO

加強服用咪唑二肽
為身體注入活力
打造抗疲勞體質

雖然雞胸肉，以及鰹魚或鮪魚靠近尾鰭部分的魚肉，富含消除疲勞並幫助睡眠的「咪唑二肽」，但光靠這些食物要攝取到必需量有一點困難。然而，如果是服用相關飲品或保健食品的話，就能夠輕易地攝取到必需量。

睡眠的名句

睡眠對於抑制亢奮
或促進修復是很重要的。
我在睡覺這件事上，
確實對自己相當放任。

加拿大職業網球選手

米洛斯・拉奧尼奇（Milos Raonic）

第2章

改善失眠超有感！

促進「深度睡眠」的運動法

別以為做運動或肌力訓練做到全身精疲力盡，晚上就可以呼呼大睡！其實過度運動也有可能會妨礙睡眠。一起來學習一些既簡單、又能輕輕鬆鬆融入日常生活的運動法。

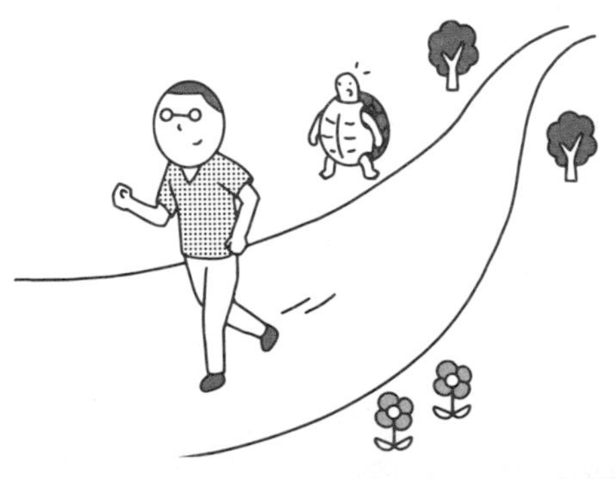

心跳加速、亢奮，都不是好睡的條件！究竟如何「動」才有助睡眠？

KEYWORD ▷ 輕度健走、伸展運動

激烈運動會刺激交感神經，對睡眠品質大扣分

一般人好像都覺得，有運動習慣的人會睡得比沒有運動習慣的人好。或許也有很多人聽到這種說法以後，不自覺地更加努力運動。但激烈的運動反而會造成反效果。所以，下班回家前，先去一趟健身房，這種生活型態乍看很健康，但有時也會對睡眠不好。因此，疲勞時應該要避開會使人心跳加速、喘不過氣來的激烈運動。雖然有些人可能覺得流流汗可以消除疲勞、身心舒暢，但這也有可能只是因為陷入了一時的跑者高潮。所以明明累積了更多疲勞，本人卻沒有注意到而已。

正如前文所述，做激烈運動會生成導致疲勞的「疲勞因子」，而為了消除疲勞因子，「疲勞恢復因子」會增加。一旦疲勞恢復因子的作用來不及跟上，就會陷入即使睡覺也無法消除疲勞的狀態。此外，運動的時段也

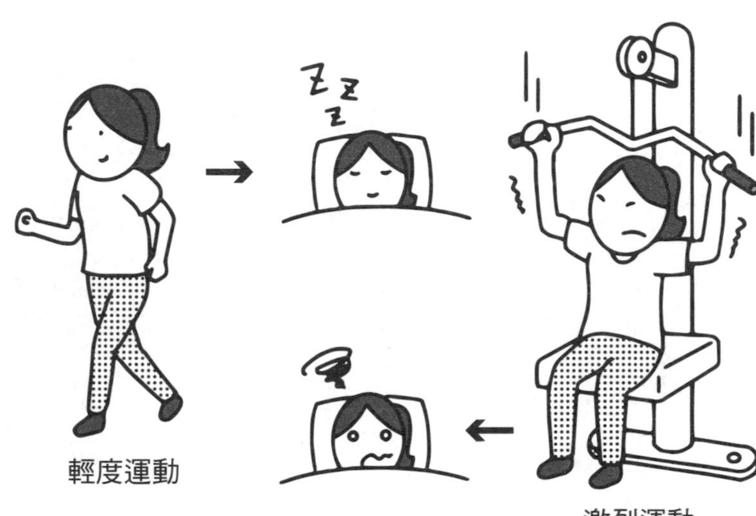

必須注意。運動要在睡前兩、三個小時結束。因為睡前運動會刺激交感神經運作，反而使人興奮得睡不著覺。

那麼究竟該做什麼樣的運動才好？此處推薦的，是不會刺激交感神經的輕度健走或伸展運動。尤其伸展運動能夠鬆開肌肉，讓身體放鬆下來，同時也能活絡副交感神經。而工作時盡情地伸展身體，心情就會變得暢快，也是同樣的原理。因此，為了能夠一夜好眠，在睡前兩、三個小時做完伸展舒展身體，讓心情放鬆下來，是非常重要的事。後文會介紹消除身體緊繃的「肌肉放鬆法」等，各式各樣對睡眠有效的伸展運動。

只要先用力再放鬆就OK了！CP值最高的放鬆法

KEYWORD ▽ 肌肉放鬆法

並且應遵守以下三個重點：

①緊繃的力道約八成左右（五到十秒）；
②一口氣放鬆下來（十到二十秒）；
③確實地感受緊繃的狀態與放鬆的感覺。

而閉上眼睛進行的話，可以避免接收到不必要的資訊，全心專注在身體的感覺上。如果有感覺到身體慢慢暖和起來，就代表順利放鬆。

閉上眼睛，把意識集中在身體，能讓放鬆效果更上一層樓！

正如字面之意，「肌肉放鬆法」就是先讓身體各部位用力繃緊，再一瞬間放鬆下來的運動。而重複做這兩個動作來釋放全身的力氣，一步步消除緊繃，是醫療現場也會使用的放鬆法。這套放鬆法可以坐在椅子上做，也可以躺在床上進行，只要選擇自己方便的方法即可。不過，要避免在餐後進行，

放鬆全身的「肌肉放鬆法」

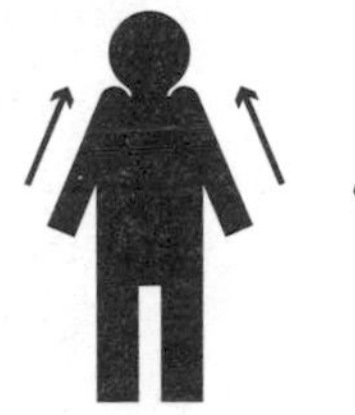
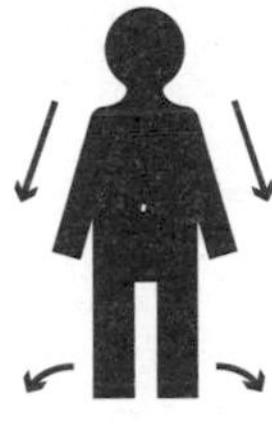

1
聳起肩膀貼向耳朵，再放鬆下來，讓手臂自然下垂。

2
握緊拳頭，彎曲手肘，夾起腋下的同時，雙臂也一起用力繃緊，再放鬆下來。讓肩膀及頭自然下垂，並把背拱起來。

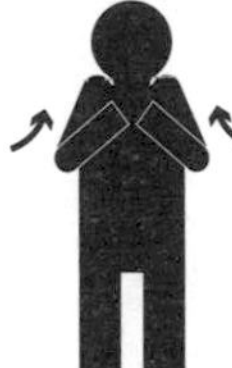
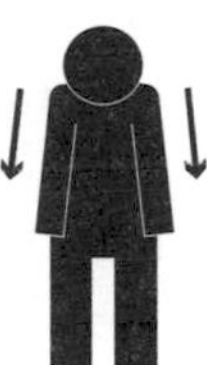

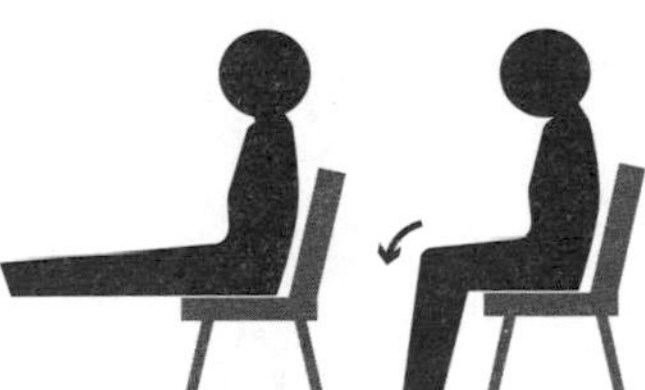

3
坐在椅子上，抬起雙腿與地面平行，腳尖朝向天花板。腳跟用力往前踢，同時臀部也用力繃緊，再放鬆下來。

4
保持坐姿，用力繃緊雙臂、雙腿、胸部、頸部、臉部、全身，再放鬆下來。

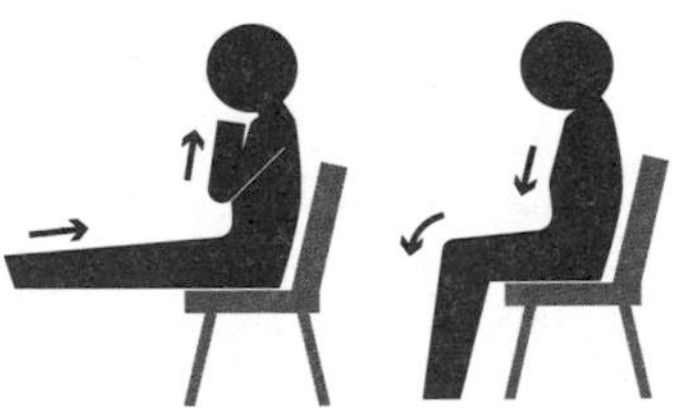

身體很緊繃的人，重複1到4的步驟，直到手腳或臉變暖為止。

睡前四步驟簡單伸展，讓身體自在切換到「休眠模式」

KEYWORD ▽ 一夜好眠伸展運動

工作累了一整天，導致身體僵硬、難入睡？

想要一夜好眠，「放鬆身體」非常重要。但要是一整天下來，長時間維持同樣的姿勢，血液循環變差，肌肉就會變得僵硬。此外，如果累積太多壓力，交感神經會變得比較活絡，使身體經常處於戰鬥與防衛的態勢。這會使得緊張無法緩解，因此肌肉的活動就會變遲鈍。也就是說，如果長時間坐在辦公桌前維持同樣的姿勢，而且每天生活都充滿壓力，我們的身體就無法放鬆。

為了放鬆身體，睡眠治療師松本美榮女士的建議是，在就寢前做「一夜好眠伸展運動」，幫助全身上下容易僵硬的肌肉放鬆，同時也舒緩心情，讓人整晚都好睡。不妨養成伸展的習慣，讓身體可以自在地切換到「休眠模式」。

放鬆全身、幫助入睡的「一夜好眠伸展運動」

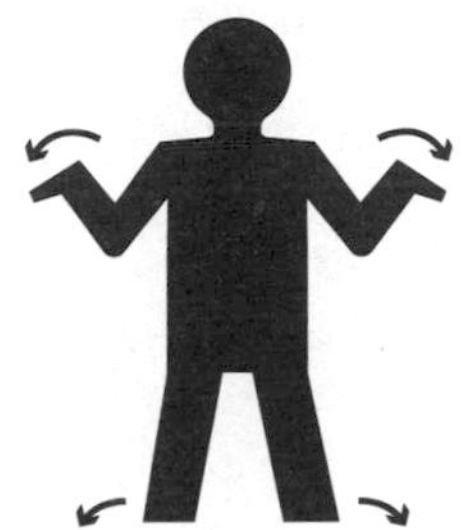

1

晃動手腳，鬆開全身的力氣。

2

轉動脖子、手腕、腳踝，改善血液循環。

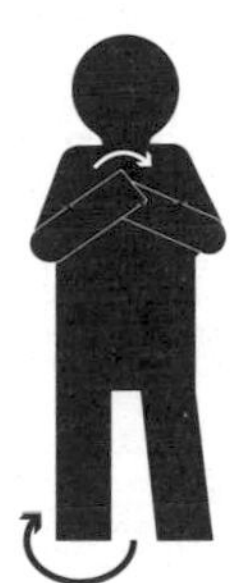

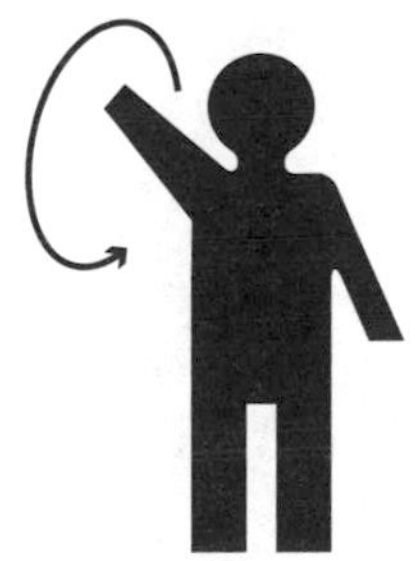

3

轉動承受手臂重量的肩膀，以消除疲勞。

4

腰是上半身重量集中之處。躺下抬起雙腿，或坐著向前屈，讓腰部充分伸展。

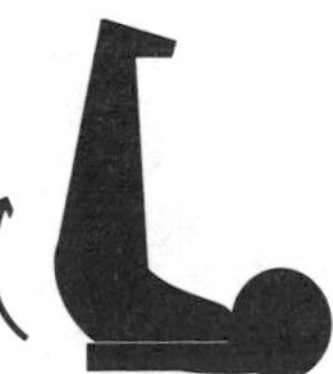

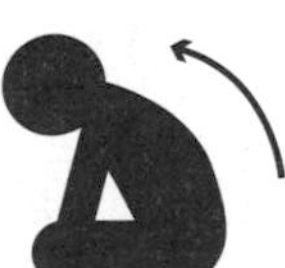

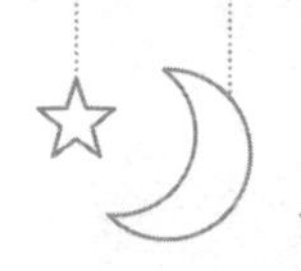

只要扭轉腰背，就能深度放鬆身體！

慢慢扭轉背部與腰部，只要感覺舒服就有效！

如前文所述，睡前激烈運動會讓交感神經變活絡，降低睡眠品質。因此，睡前最好做放鬆身體的伸展運動。其中，睡眠改善教練西川由香子女士最推薦的，是以瑜伽為基礎的簡易版「躺姿扭轉式」伸展。這個運動在床上也能進行，請務必親自一試。

做法非常簡單，只要仰躺在鋪著浴巾的地板或床上，像左圖一樣扭轉身體即可。扭轉背部與腰部不僅能改善血液循環，同時也會感覺到身體的緊繃感逐漸舒緩下來。請在感覺舒服的位置，維持那個姿勢約十秒鐘。如果可以的話，扭轉腰部把彎曲的膝蓋靠近地板，效果會更好。此時不要憋氣，記得持續用鼻子慢慢地呼吸，並把注意力集中在吐氣上。

如果立起來的膝蓋很難往旁邊彎的話，一開始改用彎曲雙膝來做也可以。而保持雙

KEYWORD ▷ 躺姿扭轉式

放鬆全身的「躺姿扭轉式」

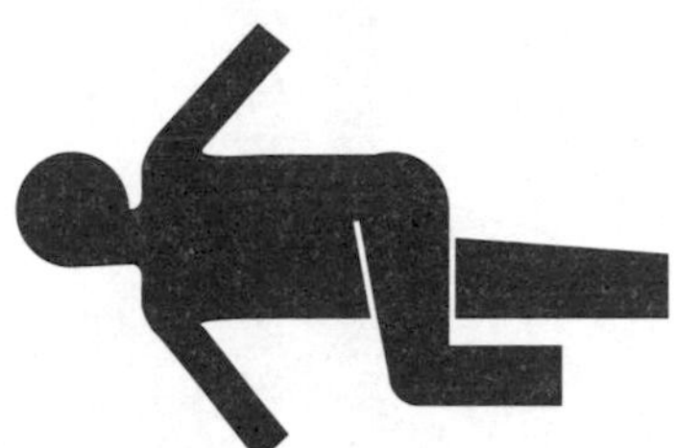

1
以仰躺的姿勢伸直雙臂，立起單側的膝蓋。

2
把立起來的膝蓋往另一側彎曲，臉轉向與膝蓋相反的方向，維持這個姿勢 10 秒鐘。

3
另一側膝蓋也重複同樣的步驟。同時慢慢地深呼吸，感覺想睡的話，維持姿勢幾秒鐘就 OK 了。

肩貼地的話，伸展的效果會更好。不過請記得在睡前三小時做完。

知道賺到！
好眠MEMO

即使姿勢不完美 只要感覺是「舒服的」就 OK

應該也有人因為身體僵硬，無法做出同樣的姿勢。一開始就算不完美也沒關係，只要感覺「舒服」，就有一定程度的效果。重點是，隨著練習的次數增加，身體應該也會愈來愈柔軟。

短短一分鐘就能重整姿勢，緩解全身緊繃、活化循環

KEYWORD ▽ 三橋式一夜好眠伸展

如果還沒重整姿勢就睡覺，呼吸會變淺，無法一夜好眠

長時間坐在辦公桌前，導致姿勢變差、壓力加劇，此時人為了保護自己的身體，會變得彎腰駝背。如果在姿勢不良的狀態下睡覺，胸口無法打開，呼吸就會變淺，無法一夜好眠。因此，睡眠治療師三橋美穗女士，建議用「三橋式一夜好眠伸展」，來重整睡前的姿勢，而且還能加深呼吸，改善睡眠期間的淋巴液流動與血液循環。

這組一夜好眠伸展不僅能打開胸膛，還能消除肌肉的僵硬，使翻身變得比較輕鬆。除此之外，還能改善體液的流動，消除疲勞。

沒有時間或累得不想做時，可以省略第三步驟的轉動手臂。即使只是閉著眼睛慢慢深呼吸，也能獲得充分的重整姿勢效果。由於短短一分鐘就能做完，因此請務必養成每天伸展的習慣。

搭配浴巾，「三橋式一夜好眠伸展」這樣做

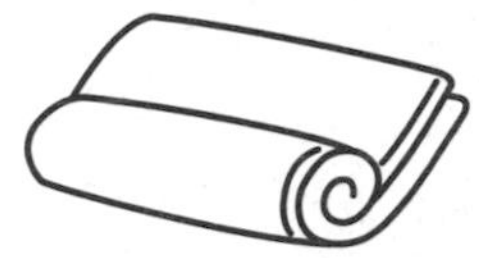

1

把浴巾對折兩次以後捲起來，變成高度約 10 公分的圓筒狀。

2

仰躺下來，沿著脊椎放置浴巾，頭貼在床墊上。

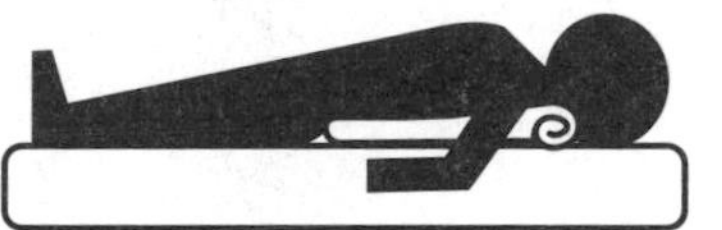

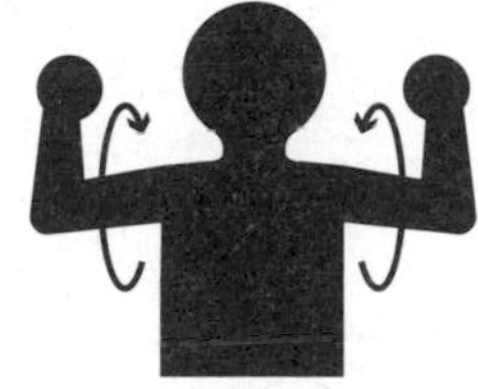

3

以仰躺的姿勢，將雙臂朝旁邊伸展，再彎曲手肘，輕輕地由前向後轉動 20 次。

4

手心朝上，置於身體兩側，閉上眼睛深呼吸 10 次。可以的話，持續 5 分鐘左右。

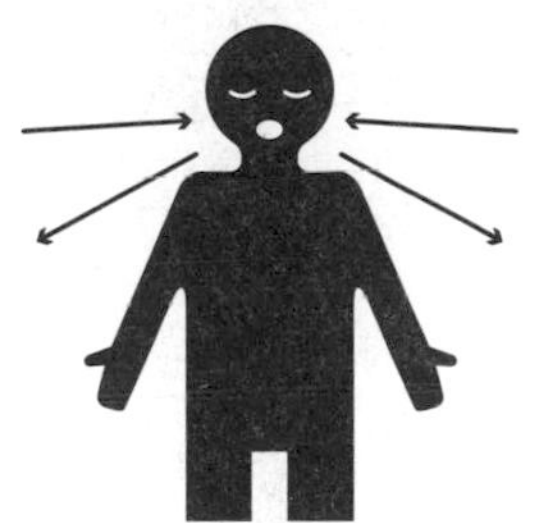

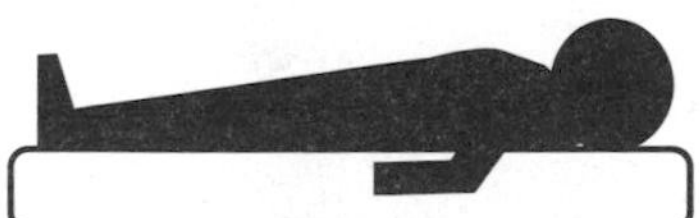

5

取出浴巾，感覺像整個背部陷在床墊上，放鬆下來以後直接睡覺。

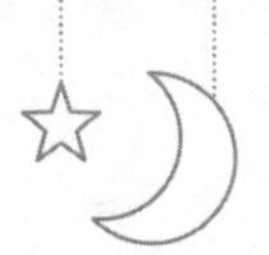

比走路還慢，功效卻是兩倍！即使體力不好也能上手的慢慢跑

KEYWORD ▶ 慢慢跑

時速三到五公里，一天三十分鐘，任何人都做得到的超級簡單慢跑

在一項以高齡者為對象的調查中發現，有步行或運動習慣，且每週五天以上，一天運動超過三十分鐘的人，比較少有睡眠的煩惱。換句話說，為了一夜好眠，適度運動是有效的。不過應該也有人對體力沒有自信吧？如果是那樣的話，不妨試試看睡眠治療師三橋美穗女士推薦的「慢慢跑」。所謂的慢慢跑，就如字面之意，是用比快走還慢、時速大約三到五公里，緩慢跑步的有氧運動，即使是體力差的人也能輕鬆挑戰。

事實上，不需要任何熱身運動的慢慢跑，不僅做起來很輕鬆，消耗的熱量也是健走的兩倍。除了有助眠的效果，還有另一項優點，就是有助於減肥或改善慢性病。最理想的是持續跑三十分鐘以上，但如果很難撐下去的話，也可以分成三次，每次各跑十分鐘。重點是，要持續跑下去，因此請在能力

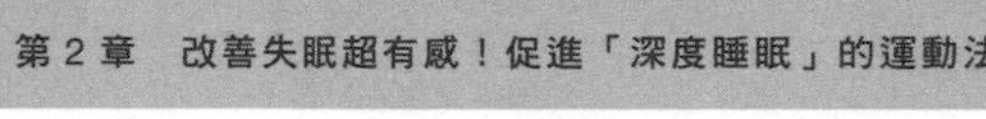

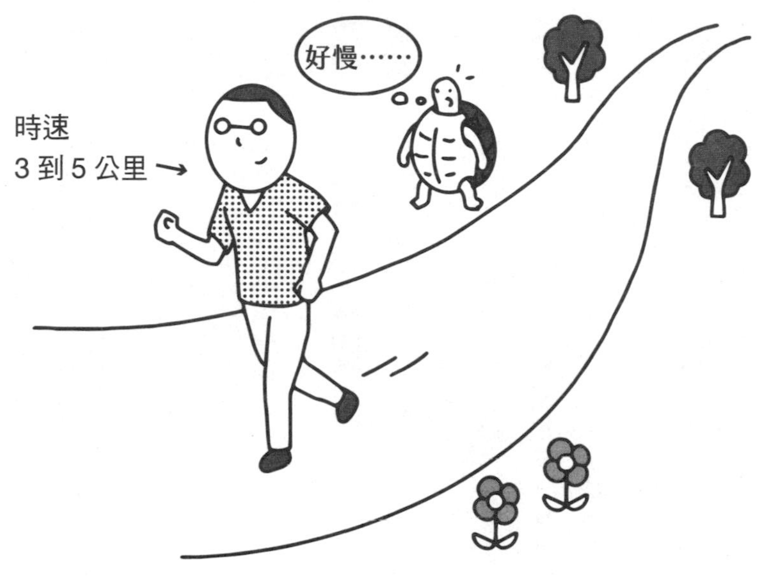

範圍內斟酌進行。為了不對身體造成衝擊，鞋子請選擇尺寸與形狀合腳的，並且能夠吸收著地的衝擊。

從傍晚到就寢的兩到三小時以前，不妨透過慢慢跑來提高體溫，以獲得一夜好眠。

知道賺到！
好眠MEMO

只要改變走路方式
不需要刻意勉強
也能走很多路！

即使沒有完整時間可以健走，也能利用通勤或購物的時候，刻意調整成細碎的步伐，如此一來也能賺到不少步數。如果能意識到要走快一點，還能增加對肌肉的刺激，可說是一石二鳥。

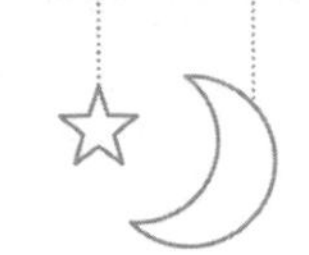

一天只要做六次深蹲就OK！一夜好眠的第一步，從肌力訓練開始

KEYWORD ▷ 六次深蹲

次數少也能刺激全身的肌肉，深蹲雖然簡單，但效果超群！

睡眠治療師松本美榮女士指出，平常有運動習慣的人，睡眠會更容易改善。話雖如此，要平常沒有運動的人突然上健身房，或是展開激烈的訓練，並不實際。因此，遇到沒有運動習慣的人，松本女士都會指導他們每天做六次深蹲。深蹲不僅會使用到包含小腿在內的腿部肌肉，更連腹肌、背肌、軀幹都會全面使用到。小腿就像是幫浦一樣，能夠推動全身的血液循環。若藉由深蹲來鍛鍊小腿，就能促進血液循環，並有助於改善疲勞或倦怠，於是也就能夠使人更容易入睡。

或許有人會覺得六次太少，但只要遵循正確的做法，效果是可以充分期待的。重點就是慢慢蹲下，再慢慢站起來。蹲下時，如果膝蓋超出腳尖的話，效果不僅會減半，還有可能傷到膝蓋，請特別注意。不過，就算身體適應、而且你也覺得六次不太夠，也請

正確深蹲的重點

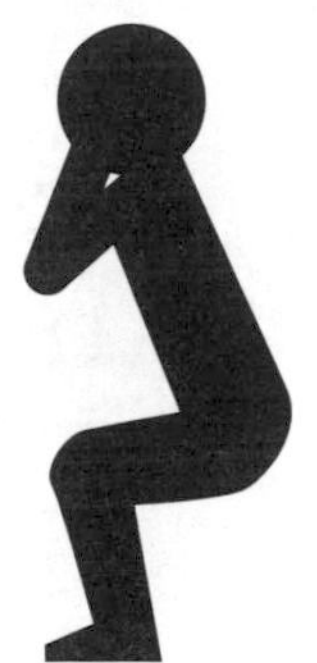

1. 雙腳打開，與肩同寬，或比肩膀稍寬。膝蓋不要超出腳尖。
2. 注意不要駝背或挺腰。雙手輕輕抱在後腦勺。
3. 一邊吸氣一邊慢慢蹲下，直到膝蓋呈 90 度左右。
4. 一邊吐氣一邊慢慢回到原來的姿勢。重點是，不要憋氣。

不要一口氣增加次數，先從早晚各做六次開始，慢慢增加次數。

知道賺到！
好眠MEMO

養成一個新習慣的最好方法

假如連六次深蹲都覺得很難堅持下去，不妨試試看與每天要做的事情，例如與洗澡或刷牙結合在一起，試著養成習慣。比方說，制定好「刷牙前深蹲」等規則，應該就能持之以恆。

單腳站立三分鐘，相當於走五十三分鐘的路！

KEYWORD ▽ 單腳站立、大步快走

早上精神不濟，用單腳站立提神醒腦

忙得沒時間運動的人，建議可以試試單腳站立。「就這樣而已？」如果這樣想就大錯特錯了。由於單腳站立的負荷量是雙腳站立的二・二五倍，只要左右腳各做三次、每次一分鐘的單腳站立，運動量竟然就等同於一天走路五十三分鐘。

只要在等紅綠燈時單腳站立，或者只用腳尖爬樓梯，小腿就會承受負荷，充分地鍛鍊到肌肉，同時也會鍛鍊到軀幹。早上總覺得有點疲勞、腦袋昏昏沉沉的人，不妨試著將運動融入日常生活之中。

除此之外，即使只是稍微改變一下平常的走路方式，也足以變成一項運動。「只要意識到自己邁開大步」並「快速行走」，不僅運動量會比以往提升，髖關節的活動也會變好，進而改善血液循環。另外，也要留意走路的姿勢。重點是要抬頭挺胸，並意識到

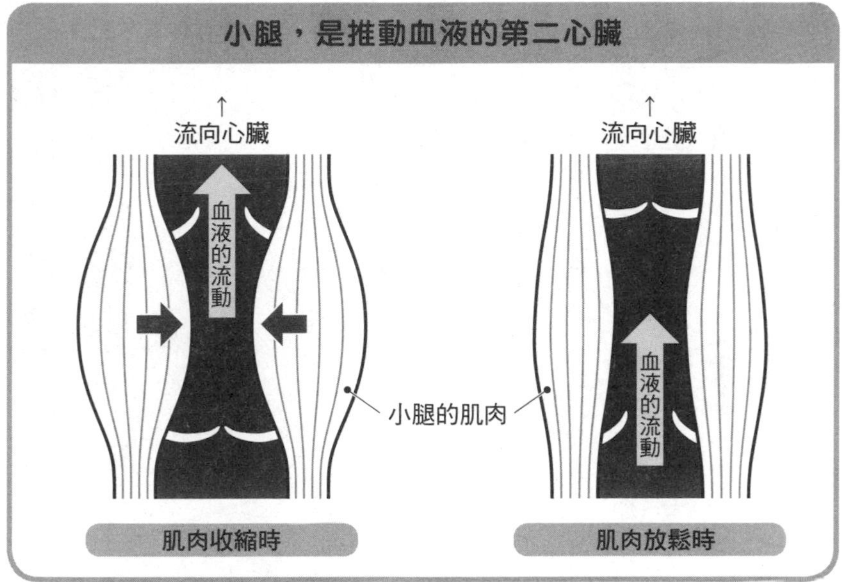

從胸口開始向前走。快走還能夠節省時間，也有使心情更加從容不迫的效果。

知道賺到！
好眠MEMO

日常生活中
隨時都有
單腳站立的機會

日常生活中有很多「單腳站立」的機會，像是在電車裡站著、從椅子上站起，或是穿襪子。只是請別忘記，手要有可以扶著的地方，以免不小心失去平衡就跌倒了。

簡單轉轉肩，擊退緊繃痛點，肩頸痠痛馬上鬆！

KEYWORD ▽ 前後各二十次的轉肩運動

只要想像把胸口打開，就能正確完成動作

長時間坐在辦公桌前，成天對著電腦工作，很多人會轉一轉肩膀來消除肩頸僵硬。這種轉肩運動可以消除肩胛骨周圍的肌肉僵硬，讓人感覺輕鬆舒暢。睡眠治療師三橋美穗女士更建議說，如果把雙手指尖放在肩膀上，大幅度地轉動手肘，效果更好。

把雙手指尖放在肩膀上，手肘向後畫大圈。比起單獨轉動肩膀，前者的活動範圍更大，並且能夠動到很多肩膀周圍僵硬的肌肉。只要想像著要把胸膛打開，就能用正確的姿勢完成動作。

往前與往後各轉二十次，就能放鬆僵硬的肌肉，促進血液循環，因此會感覺到肩膀到背部逐漸暖和起來。然而，正因為有立竿見影的效果，所以平常肩頸嚴重僵硬、或是有強烈緊繃感的人，如果突然開始大幅度地轉動肩膀，恐怕會傷到肩部肌肉。請視個人

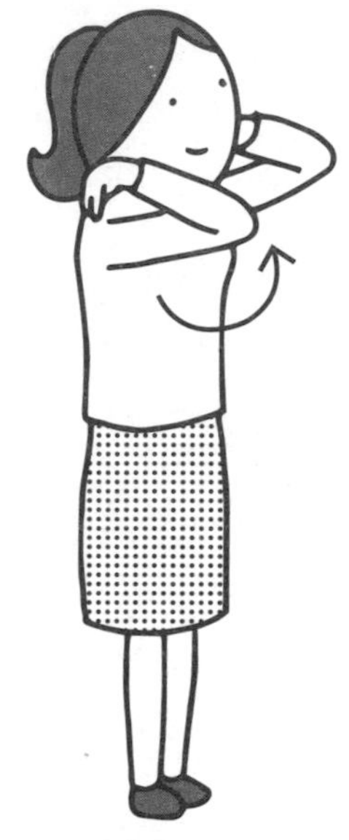

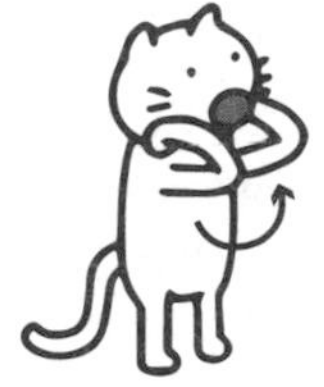

情況，調整活動範圍與力道。而工作空檔時，感覺肩膀有點僵硬的話，當場就能做這個運動，因此也很推薦給坐辦公室的人。

知道賺到！
好眠MEMO

**向上聳起肩膀
再一口氣放鬆下來
也能得到同樣的效果**

當肩膀太過僵硬，連轉動都很難受，也可以改成上下活動肩膀就好。先把雙肩向上聳起到最高的地方，再一口氣放鬆下來，只要重複四到五遍即可。等到消除緊繃感之後，再開始挑戰轉肩運動。

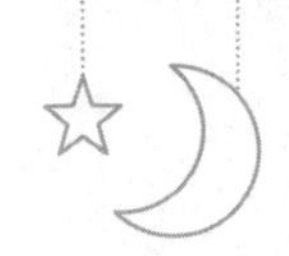

身體僵硬人必做！一條毛巾就能鬆開硬梆梆的身體

KEYWORD ▽ 毛巾伸展運動

毛巾伸展運動的優點是身體比較穩定，比較容易維持姿勢。習慣以後，不妨試著加上一個動作，就是高舉毛巾向後回頭，扭轉腰部以上的身體。這樣也可以鍛鍊到背肌。重點是每個動作都不要突然用力，配合深呼吸的節奏慢慢進行即可。但要是憋住呼吸的話，肌肉就無法伸展，這一點還請特別注意。

雖然簡單，效果卻超群！毛巾是伸展的好夥伴

睡眠期間翻身，是身體自主調整不良姿勢的必要動作。然而，如果肩胛骨周圍的肌肉很僵硬，就會變得很難翻身。對於身體僵硬、無法順利放鬆的人，推薦用洗臉毛巾做伸展。而使用毛巾可以伸展身體側面、把肩胛骨向中間夾緊，或是伸展腳底板等等，能夠放鬆全身上下各個部位。

用一條毛巾，消除身體僵硬

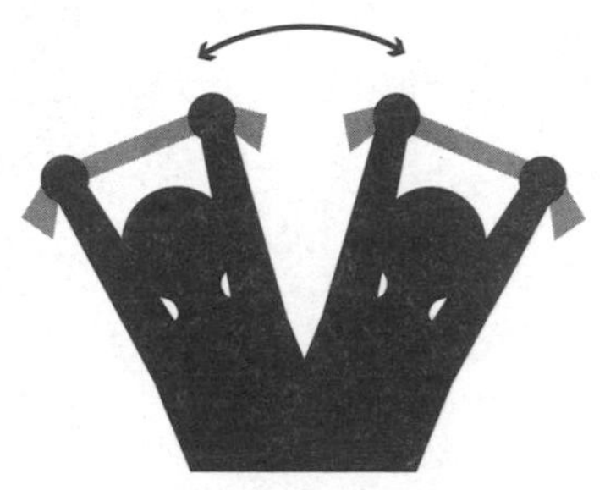

1

握住洗臉毛巾，雙腳打開與肩同寬。握著毛巾舉起雙手，一邊吐氣，一邊慢慢將身體向左右傾斜。

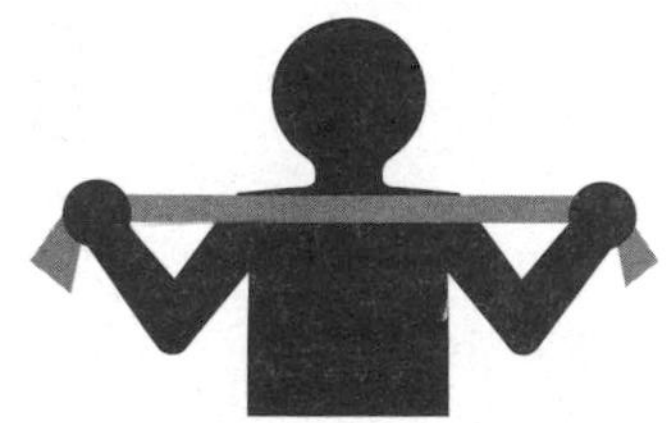

2

握住毛巾的兩端，舉起雙手，彎曲手肘，手臂朝著背部的方向下拉。往左右側拉緊毛巾約 10 秒鐘。

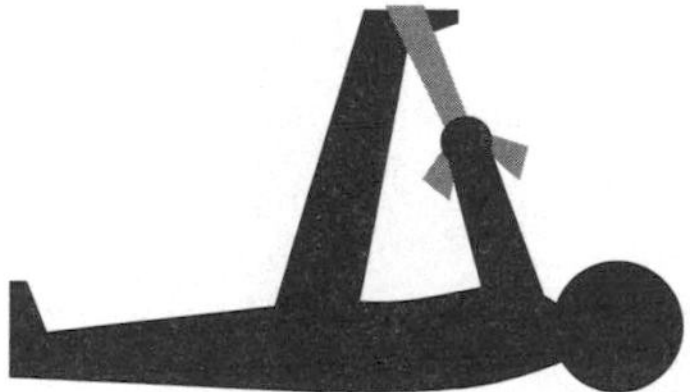

3

身體仰躺，將毛巾繞過其中一隻腳的足弓，朝天花板舉起，再將毛巾往身體的方向拉，伸展整個腳底板。另一隻腳也重複相同的步驟。

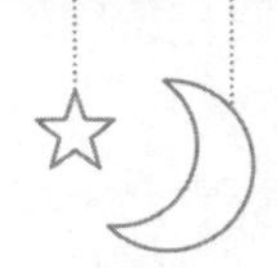

用浴巾就能自製「滾筒按摩器」，深層放鬆、調整身體平衡

KEYWORD ▽ 浴巾製滾筒

一條浴巾就能舒服地伸展全身

在健身房等地方，有時會使用一種長約一公尺的細長圓筒狀工具，也就是所謂的「滾筒」來進行訓練。這種工具非常好用，只要把身體靠在上面搖一搖晃一晃，僵硬的部分就能放鬆下來，調整好身體的平衡。而市售的滾筒是用氨基甲酸乙酯等具有彈性的材料製成，但其實也可以用身邊就有的東西來代替。那就是浴巾。

先準備一條大條的浴巾，將兩側往內側折起，再向前捲起來，完成品的長度大約是一公尺。粗度約為直徑十五公分，如果不夠的話，外面再用一條浴巾捲起來。浴巾做的滾筒比市售的柔軟許多，因此適合推薦給沒有運動習慣、背部僵硬的人。

基本的伸展運動是把身體沿著脊椎放在浴巾滾筒上。然後只要將雙手伸到頭上，維

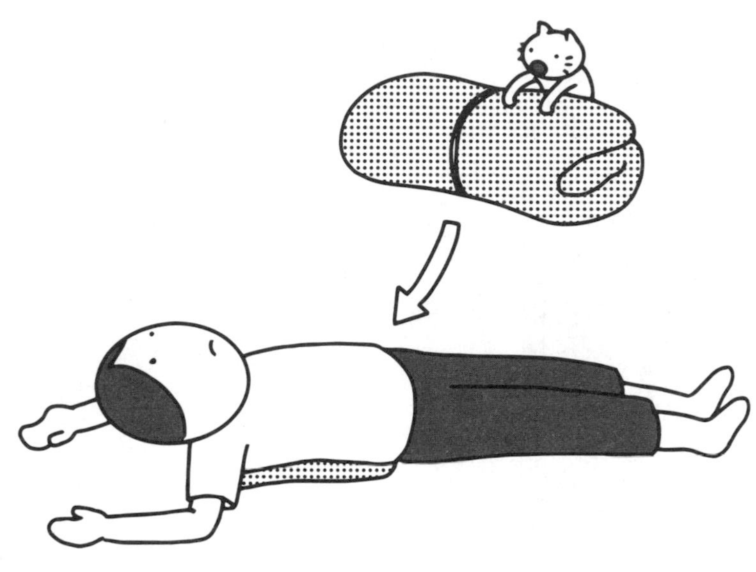

持仰躺的姿勢即可。只要這樣就能把肩膀往後拉，幫助伸展肩胛骨。胸口也會自然而然地因重力而敞開，不需要施加多餘的力氣。稍微用這個姿勢躺一下就能得到效果，不過如果有餘力的話，也可以輕輕地左右搖擺身體。此時應注意的是，腹肌要用點力氣，使腰部貼著浴巾滾筒，不要浮起來，否則會有傷到腰部的危險。

除此之外，趴著將大腿壓在浴巾滾筒上，或是放在腿後肌的位置滾動一下，也能夠訓練到下半身，不妨親自一試。

昏昏沉沉、莫名感到不適，用頭蓋骨按摩，即刻修復！

KEYWORD ▽ 頭蓋骨按摩

力道控制在「又痛又舒服」，使勁按壓頭部

你知道長時間維持相同的姿勢，頭部肌肉也會像肩頸一樣變得僵硬嗎？頭部肌肉與肩膀、頸部、眼周的肌肉也有密切關聯，肩頸僵硬或用眼過度的人，頭部也很容易累積疲勞。置之不理的話，很有可能引起更嚴重的不適或疲勞。當感覺到腦袋很沉重、有點昏昏沉沉，為了避免僵硬的情況繼續惡化，必須立刻設法舒緩才行。

雖然可以用舒緩肩頸僵硬的方式來讓頭腦清醒，但還有更速效的方法，就是頭蓋骨按摩。做法非常簡單，只要用自己的雙手按壓側頭部或頭頂部，力道控制在「又痛又舒服」的程度即可。腦中有老廢物質堆積的人，在按壓側頭部時會感覺疼痛，但如果置之不理，會造成血液循環不良，因此請好好地按摩放鬆。頭頂部以一下用力一下放鬆的方式反覆按摩，就像在按壓壓嘴一樣的感覺。頭

頭蓋骨的構造

頭蓋骨是由 15 種、總共 22 塊骨頭所組成。除了下顎骨以外，整個頭蓋骨都是由顱縫連結在一起。因此，鬆弛顱縫可以讓血液循環或腦脊髓液循環恢復正常，並得到放鬆。

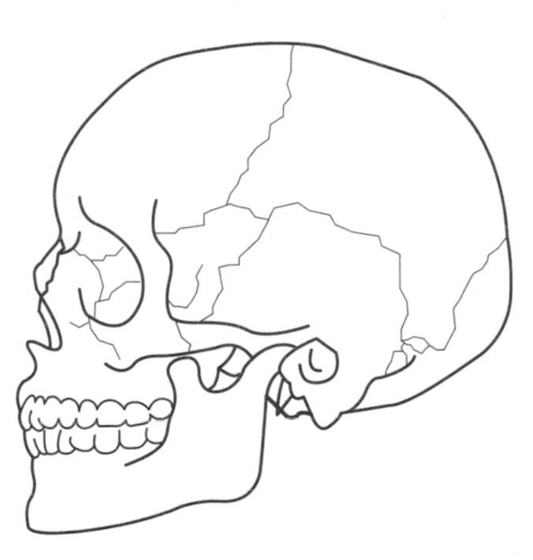

部僵硬也可以說是壓力或疲勞的氣壓計。只要莫名感到不適，就用頭蓋骨按摩，來達到即效修復！

知道賺到！
好眠MEMO

趁著工作的空檔花 5 分鐘按摩讓腦袋與眼睛都醒來！

按摩頭蓋骨花不到 5 分鐘，不管在哪裡都可以進行，因此工作空檔感覺困倦疲憊時，請務必一試。而且，按摩後會確實感受到，原本昏昏沉沉的腦袋突然清醒過來，擊退睡意。另外，疲憊的雙眼也有望重新變得明亮有神。

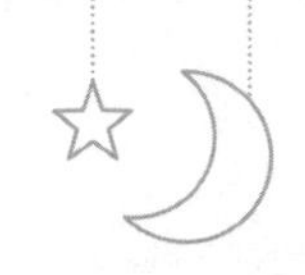

熱敷「露在外面的腦」，消除緊張，有效緩解疲勞！

KEYWORD ▽ 用蒸毛巾放鬆

萬用蒸毛巾，讓身體切換到放鬆模式

相信很多人都有這樣的經驗：長時間使用電腦，導致注意力消耗殆盡，腦袋無法再繼續運轉。其實這種時候，就是眼睛的疲勞從視神經波及到腦部。這種由眼睛而來的視神經與腦部疲勞，又稱為「眼睛疲勞」。眼睛是對腦部影響很大的器官，幾乎可稱為「露在外面的腦」。由於視神經由眼球連接至大腦，把眼睛稱之為腦的一部分也不為過。

除了疲勞，電腦所釋放的藍光，也會造成視神經與大腦極端興奮。為了獲得深度睡眠，必須抑制大腦興奮，讓視神經與腦的疲勞得以恢復才行。而可以在此發揮力量的，就是熱敷眼睛來改善血液循環。使用的工具是「蒸毛巾」，先沾濕毛巾再擰乾，然後放入微波爐中加熱一分鐘左右。第一步是用蒸毛巾來熱敷後腦的髮際處。感覺舒服以後，

蒸毛巾熱敷法

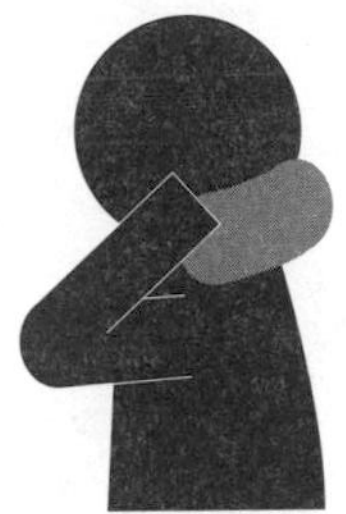

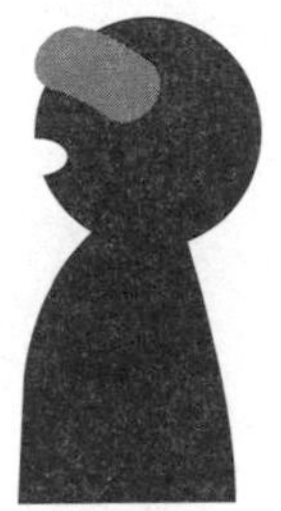

1 熱敷後腦的髮際處。

2 放鬆後，將蒸毛巾放在雙眼上熱敷。

再將蒸毛巾放到雙眼上熱敷。此時應該會感覺到，從眼球到深處的視神經都逐漸暖和起來。

熱敷後腦與眼睛不僅能改善血液循環，還能消除全身的緊張，讓身體切換到放鬆模式。這時，副交感神經會變得活絡，腦波將逐漸變成身心放鬆時會發出的 α 波。目前已知 α 波有放鬆、減壓的效果。要是下班回到家也很難轉換心情，可以利用蒸毛巾來強制自己放鬆、轉換心態。而蒸毛巾既能改善血液循環，也有助於消除黑眼圈，可謂一舉兩得。

疲勞要盡快消除，不要累積！自己就能完成的眼睛穴道按摩

KEYWORD ▽ 眼周穴道按摩

只要慢慢按摩眼周，明亮的世界就在眼前！

想要改善眼睛疲勞，眼周的穴道按摩通常很有效。特別是在用蒸毛巾熱敷後或剛洗完澡的時候，趁著血液循環變好的放鬆狀態下按摩，效果會更好。

重點是要用指腹慢慢地按壓，注意不要用指甲尖來按。如果只是輕輕按壓「眼球與眉骨之間」的穴道，就感覺到痛的話，那就是眼睛累積疲勞的證據。此外，放鬆力道時不要突然放開，而要輕柔地放鬆手指的力道。另一方面，眼睛疲勞時，太陽穴附近也常堆積老廢物質。在這種情況下，按壓太陽穴也會有疼痛感，因此按壓的動作請放輕放緩。其中眼周又是皮膚特別薄的地方，所以在按壓穴道時，注意不要用力摩擦。

按摩後睜開眼睛時，如果感覺「房間裡面變亮了」，那就證明按摩是有效的。若眼睛疲勞持續累積，有可能視野會變得霧霧

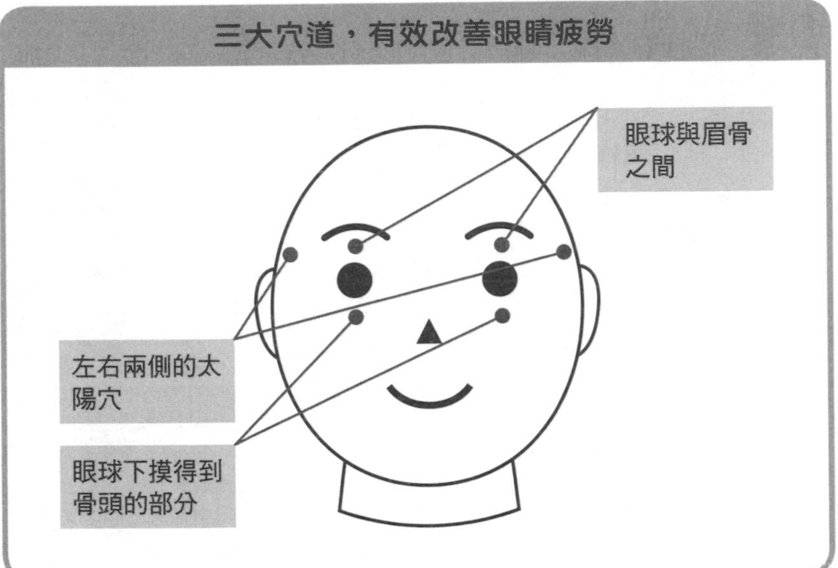

的。記住，光線亮到讓人覺得有點刺眼的程度，其實才是正常的。

知道賺到！
好眠MEMO

熱敷後再按摩可以獲得更好的效果！

熱敷眼周之後再按摩穴道會更有效果，因此建議可以用蒸毛巾熱敷搭配按摩。如此一來，放鬆效果應該也會提高才是。如果要趁工作空檔進行的話，利用市售的熱敷眼罩也可以獲得同樣的效果。

嘴角一上揚，大腦就誤以為很快樂，並分泌快樂荷爾蒙「血清素」

KEYWORD ▼ 早晨一分鐘笑容挑戰

不是因為開心才笑，而是笑能讓人變開心

人在開心快樂時會露出笑容，但基本上只要嘴角上揚，即使不是發自內心的，大腦也會誤以為「很快樂」，而分泌出快樂荷爾蒙「血清素」。換句話說，不是因為快樂才笑，而是因為笑才變快樂，這是經過腦科學證實的。

大腦長期累積疲勞、壓力大到身心俱疲的人，臉上的笑容往往愈來愈少。此外，隨著身體的老化，人的表情也會愈來愈貧乏。如果一直過著缺乏笑容的生活，最後可能連笑這件事都會變得很困難。如此一來，表情肌逐漸衰退，要擺出笑臉會變得更不容易。尤其因為疫情的關係，每天生活都戴著口罩，臉上缺乏表情的人似乎也愈來愈多了。

為了消除腦疲勞，保持笑容也是必要的。重點是，嘴角要上揚到看得見六顆以上的前齒。不妨照照鏡子，檢查一下自己的

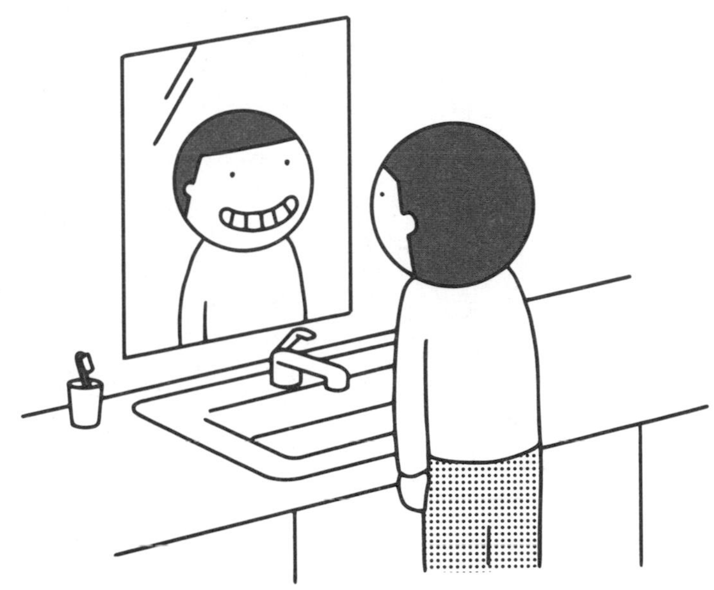

笑容。除此之外，如果能再對自己信心喊話說：「你總是很努力喔」、「你真棒」，幸福感又會更加強烈。早上起床洗臉時，保持一分鐘的笑容，就能心情愉悅地展開新的一天。

知道賺到！
好眠MEMO

效法賈伯斯
男性也別害羞
一起笑一個！

據說已故蘋果創辦人賈伯斯，每天早上都會與鏡子中的自己對話。雖然與女性相比之下，男性照鏡子的機會比較少，或許會感到害羞。但請試著每天一次，趁著早上洗臉時，順便對鏡子露出笑容。

用「三呼一吸法」平衡神經系統，促進精神安定、改善失眠

KEYWORD ▽ 三呼一吸法、活動腹肌

呼吸節奏對了，就能促進血清素分泌

平穩的呼吸對睡眠來說是不可或缺的。因此，現代也提倡各式各樣的呼吸法，其中又以能夠有效促進血清素分泌的「三呼一吸法」備受矚目。這是由村木弘昌醫師所設計、活動腹肌的腹式呼吸法，師承自僧侶藤田靈齋所系統化的身心鍛鍊法「調和道」。正如其名，是「吐氣三次吸氣一次」的呼吸法，先用鼻子「呼、呼」做兩次短吐氣，在第三次的「呼」把氣吐完以後，用鼻子吸一大口氣並重複以上步驟。這樣的呼吸節奏能夠促進血清素分泌。

重點是，吐氣時要讓稍低於肚臍的「丹田」稍微往內縮。要是用力過度，反而會阻礙血液循環，因此只要縮到感覺「舒服」的程度即可。

這套三呼一吸法不僅能促進血清素分泌，還能平衡交感神經與副交感神經。一來

活動腹肌的「三呼一吸法」

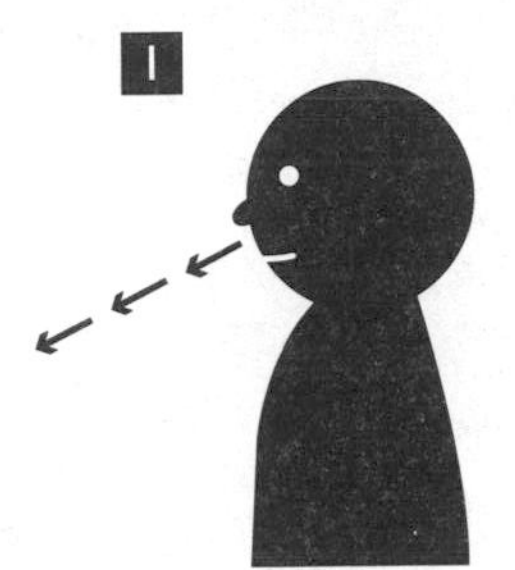

用鼻子「呼、呼、呼──」地吐三口氣。

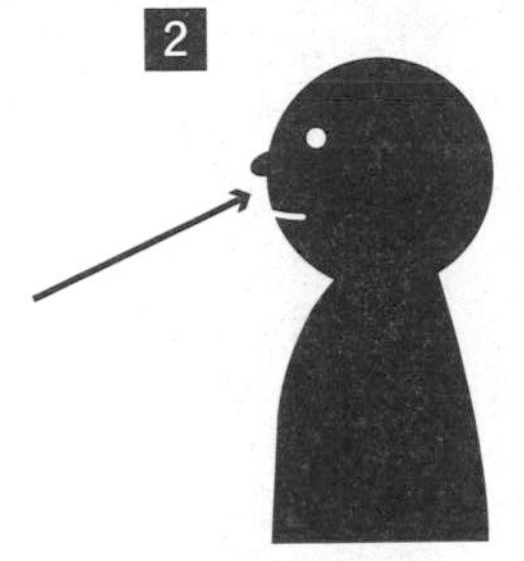

用鼻子「嘶──」地吸一大口氣。

重複做 1、2 的步驟 5 到 30 分鐘。

促進精神上的安定，二來也改善睡眠品質。而做一次呼吸法大約需要五到三十分鐘。早上通勤時一邊走路一邊做的話，呼吸法加上步行的韻律，能促進更多的血清素分泌。

知道賺到！
好眠MEMO

用鼻子哼哼歌也能調解壓力分泌血清素

平常興致一來就用鼻子哼哼歌，其實也是一種腹式呼吸。在通勤途中、遷移過程中或做家事的時候，若能唱首歌或哼首曲子 5 分鐘以上，就會分泌出血清素。如此即可得到與三呼一吸法同樣的效果。

「四七八呼吸法」與「倒數法」，兩組一起做，自然而然就會想睡覺！

KEYWORD ▽ 四七八呼吸法、倒數法

慢慢吐氣倒數，很容易就會產生睡意

還有一種呼吸法能改善難以入睡的問題，就是瑜伽所使用的「四七八呼吸法」。一邊用鼻子吸氣一邊數到四，再屏住呼吸從一數到七，接著用嘴巴慢慢吐氣並默數到八。用自己覺得舒服的速度重複四到十遍。吸氣時，交感神經變活絡，身體比較緊繃。吐氣時，副交感神經會發揮作用，使身體放鬆下來。因此要放慢吐氣的速度，好讓身體放鬆下來並產生睡意。

除此之外，美國催眠治療師所設計的「倒數法」，也是很有效的入眠法。方法很簡單，就是從一百開始倒數，放慢呼吸，大約用三秒鐘一個數字的速度倒數。如果忘記數到幾的話，可以從中間開始數，也可以重新從一百開始數。數著數著，應該就會產生睡意了。如果把「四七八呼吸法」與「倒數法」一起做的話，效果會更好。

能夠順利入眠的「四七八呼吸法」

1

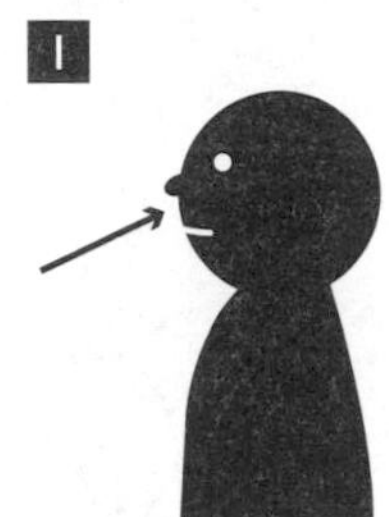

把氣吐乾淨。用鼻子吸氣並數到 4。

2

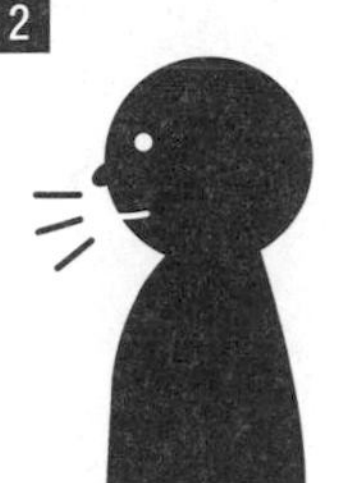

憋著氣從 1 數到 7。

3

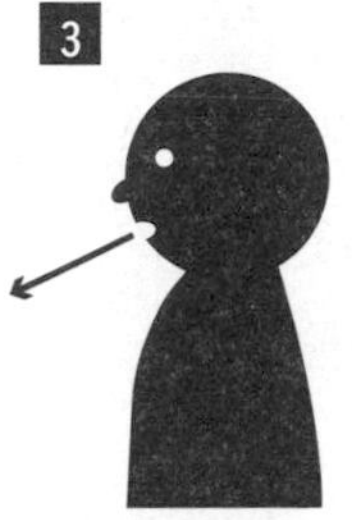

用嘴巴吐氣並從 1 數到 8。

重複做 1～3 的步驟 4 到 10 次。

重點是，套用兩種方法時都要閉上眼睛，專注在呼吸上。如此一來，應該會感覺到緊張緩解，心情逐漸穩定下來才對。

知道賺到！
好眠MEMO

睡不著時為什麼要數羊？

念英文「sheep」（羊）時因為要吐氣，所以能讓副交感神經變活絡。因此才會用數「one sheep、two sheep……」的方式放鬆入睡。不過，很可惜的是，用我們的語言數「一隻羊」，並不能夠期待可以得到同樣的效果。

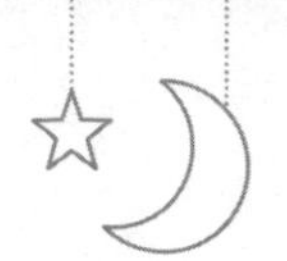

靠深呼吸，就能擊退壓力！「十分鐘放鬆法」與「一分鐘小冥想」

KEYWORD ▽ 十分鐘放鬆法、一分鐘小冥想

首先要推薦的是「十分鐘放鬆法」。在睡前十分鐘，播放能讓人放鬆的平靜音樂，並反覆地深呼吸。光是這樣做就有望得到與冥想同樣的效果。

除此之外，另一個更簡單的方法是「一分鐘小冥想」。吸氣六秒鐘，憋氣三秒鐘，再吐氣十秒鐘。這樣為一個循環，總共做三個循環即可。

而「十分鐘放鬆法」與「一分鐘小冥想」的重點，都是閉上眼睛用腹式呼吸進行。閉

冥想並不困難！把意識集中在呼吸上即可

以往冥想多被視為武術修行或靈性活動，但近年來，因為它有提升工作表現等效果，受到很高的關注。例如，美國Google就為了提高員工生產力，而導入正念冥想。基本的冥想法，是坐在椅子上，或盤腿坐在地上，專注在呼吸上約三十分鐘。但其實用更短的時間，也能夠得到充分的效果。

基本的冥想
調身
調整姿勢
調息
調整呼吸
調心
調整精神

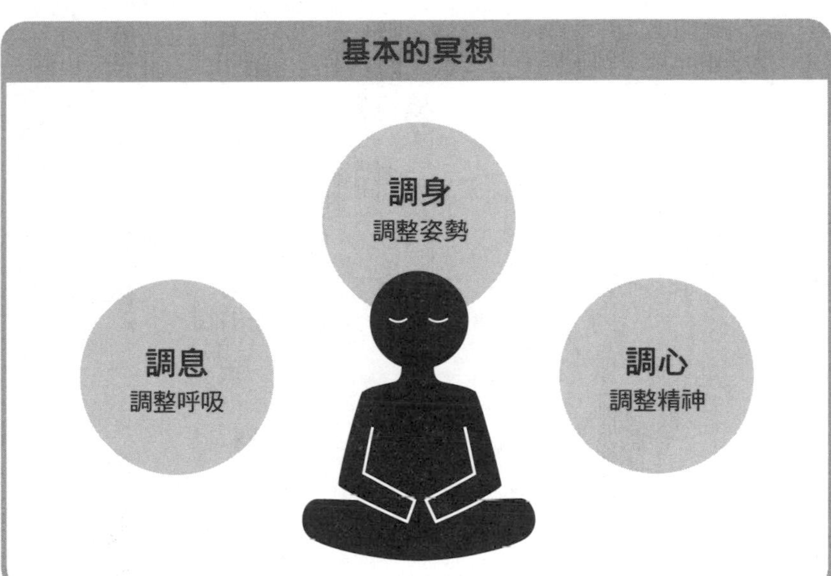

上眼睛就不會接收到不必要的資訊，可以把意識專注在呼吸上。習慣以後不妨增加次數或拉長時間，找到適合自己的方法。

知道賺到！
好眠MEMO

簡單「1 分鐘冥想」
專注於呼吸
隨時隨地都可進行

冥想中很重要的一件事，就是調整呼吸。平常坐辦公桌的人，呼吸往往會變得比較淺。此時能夠派上用場的，就是「1 分鐘小冥想」。因為在任何地方都可以進行，所以一旦感覺疲勞，在自己的桌前也能展開冥想。

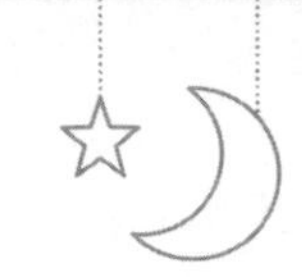

焦躁時，就用一分鐘，「彎曲腳踝深呼吸」！

KEYWORD ▽ 一分鐘彎曲腳踝深呼吸

用腳踝運動放鬆小腿，消除腦部的疲勞

如前文解說，吸氣時，交感神經會變活絡，使身體處於亢奮或緊張的狀態。吐氣時，則是副交感神經會變活絡，讓人進入放鬆狀態。另一方面，一旦被憤怒或焦慮等負面情緒侵襲，呼吸就很容易變淺。換句話說，人要是情緒失控，呼吸也會變亂。相反地，呼吸平穩的話，情緒也會穩定下來。因此，

如果感覺焦慮或緊張，不妨先試著慢慢深呼吸。反覆深呼吸幾次以後，應該會感覺到心情平靜下來才對。若反覆進行淺呼吸，大腦無法獲得充足的氧氣，會變得很容易疲勞。

與深呼吸一起進行會更有效的，是以睡眠預防醫學研究聞名的白濱龍太郎醫師所推薦的「一分鐘彎曲腳踝深呼吸」。先用鼻子大口吸氣三秒鐘，並將腳踝向上彎曲，再用嘴巴吐氣三到五秒鐘，讓腳踝回到原位。只要在睡前做這個運動一分鐘即可。透過彎曲

幫助放鬆的「1 分鐘彎曲腳踝深呼吸」

吸氣時

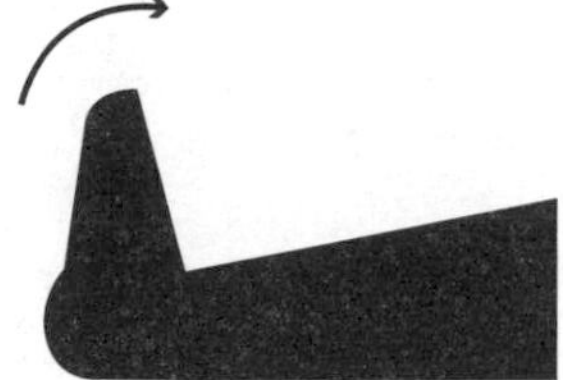

向上彎曲腳踝，讓小腿自然地用力。放鬆小腿的僵硬，改善腿部的血液循環。

吐氣時

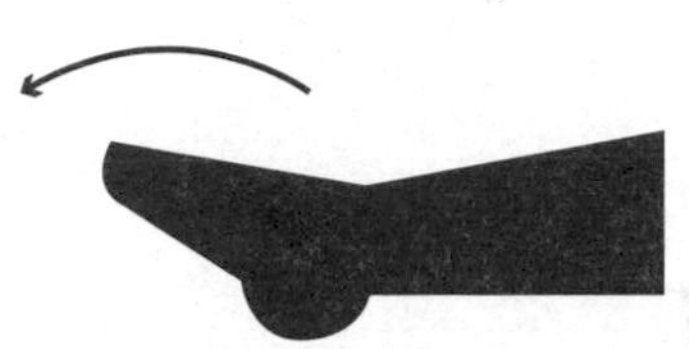

釋放力氣讓腳一口氣鬆弛下來，回到原本的位置。而改善腿部的血液循環，能讓身體的深層體溫更容易下降。

腳踝來進行伸展，會刺激小腿肌肉，促進血液循環。一旦小腿的血液循環變好，深層體溫就比較容易下降，讓人能夠順利地入睡。

知道賺到！
好眠MEMO

把心拉回「此時此地」的心智鍛鍊

「正念」是一套以冥想為核心來設計、教人接受當下自我的全新心智鍛鍊法。它藉由冷靜檢視自身所處的狀況，來找到因應課題的方法，並使心理得到鍛鍊。

要解決打呼，從鍛鍊舌頭肌肉開始！

只要用舌頭向外頂嘴巴周圍，就能改善打呼並擊退雙下巴！

即使睡覺也無法消除疲勞、白天睏得不得了等睡眠問題，其實原因有可能出在打呼。打呼是氣流通過的通道變窄，所發生的現象。仰躺睡覺時，舌頭會因為重力而往喉嚨深處下墜，使得呼吸道變狹窄。當空氣通過狹窄的呼吸道，會造成周邊的黏膜震動，此時發出的聲音就是打呼。如果飲酒的話，擴張呼吸道的肌肉會在酒精影響下變得鬆弛，使得打呼的現象更進一步惡化。而打呼會阻礙呼吸的順暢性，最終就會陷入睡眠不足。

睡眠治療師三橋美穗女士表示，為了防止打呼，用「轉動舌頭體操」來鍛鍊舌頭肌肉很重要。只要閉著嘴巴，用舌尖從內側慢慢向外頂嘴巴周圍即可。左右各兩圈為一組，早中晚做三組以上是最理想的。但由於比想像中還累，因此最好慢慢增加次數。這

KEYWORD ▽ 轉動舌頭體操

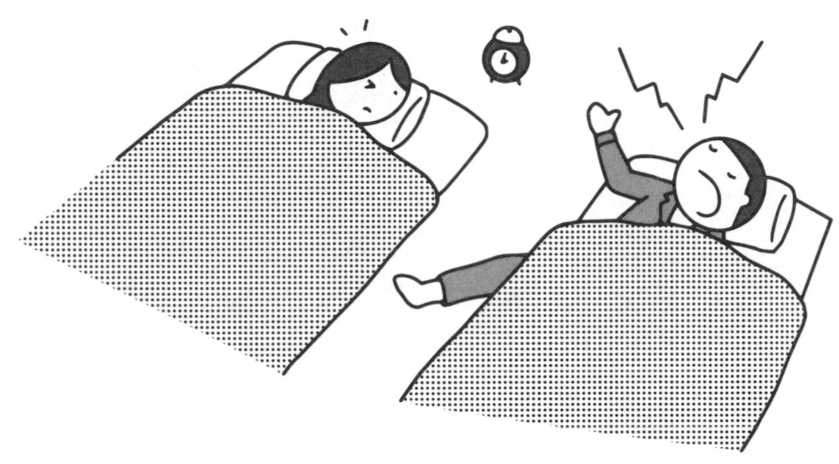

套「轉動舌頭體操」也有助於預防雙下巴、法令紋或臉部歪斜。

此外，打呼容易發生在仰躺睡覺的時候，因此改側睡或趴睡較能減輕症狀。

知道賺到！
好眠MEMO

長期打呼恐怕會演變為慢性病

如果一直以來都有打呼到一半突然停止的狀況，就要懷疑是不是罹患「睡眠呼吸中止症」。這是在睡眠時呼吸暫停的疾病，患者會因為難受而一再醒來，久而久之將無法獲得充足的睡眠。此外，這也有可能會演變為慢性病。

睡眠的名句

但凡對健康有益的事大多都令人討厭，但唯有一件事深得人心，那就是一夜好眠。

美國小說家

埃德加・華森（Edgar Watson）

第3章

融入日常生活中！

提高「睡眠品質」的生活習慣

能夠消除一日疲勞、再造明日活力的睡眠，與日常生活中所有的行為都有密切關聯。因此，為了獲得品質更好的睡眠，本章將分享一些可以融入日常生活中的習慣。

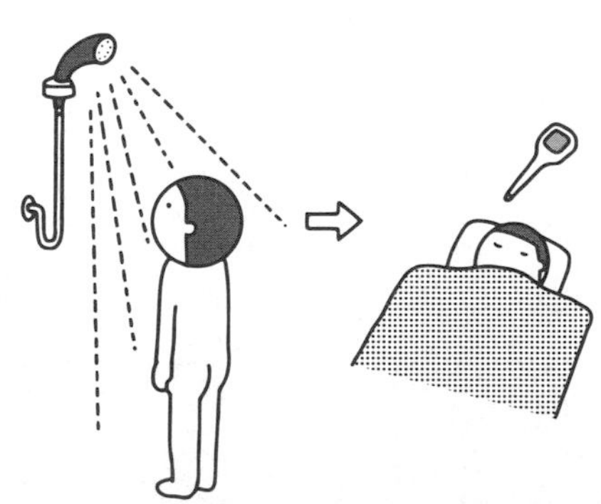

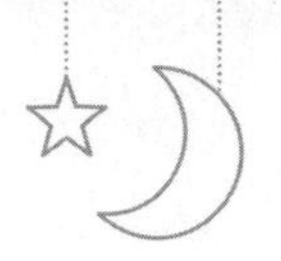

時間都到哪裡去了？用倒推法找出浪費的時間

KEYWORD ▽ 倒推法

這種方法是從二十四小時中，逐一扣除包含睡眠時間在內的一日行動所需時間。

首先，畫一個二十四小時的圓餅圖，把工作或通勤等必須完成的任務一一填進去。其次，仔細考慮充足的睡眠時間後，填入起床與就寢時間。然後再扣除吃飯、洗澡的時間，剩下就是可以自由運用的時間。當「剩餘時間比想像中還少」這件事被視覺化後，必然會決定出時間分配的優先順序。那些平常就睡眠不足的人，是不是總在不知不覺地推遲睡覺時間。不過如果持續過著這樣的生活，永遠也無法改善睡眠不足的問題。因此首先，應該要保留必要的睡眠時間，並意識到要用剩餘的時間，完成工作在內的所有日常事項。為此，睡眠改善教練西川由香子女士所推薦的「倒推法」，即可派上用場。

重新規劃每一天，讓你的生活多出時間

應該有很多人因為過於忙碌，總是不自覺地推遲睡覺時間。

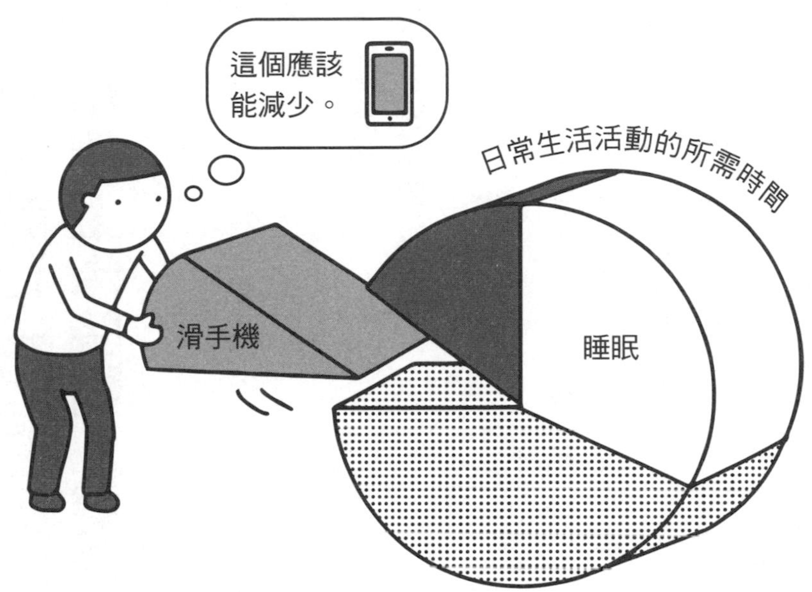

中，將時間浪費在滑手機等重要性較低的事情上？如果犧牲睡眠的話，不僅白天的注意力會下降，加班的時間也會變長，於是又更晚回家，自由時間愈來愈少……最終陷入惡性循環中。

知道賺到！
好眠MEMO

**就從睡眠開始
想想看哪些是
真正必要的事**

既然可以自由運用的時間很少，那就必須思考，如何讓這麼短的時間更加充實。比方說，是不是浪費太多時間在打電動或社群網站上了？不妨從「睡覺」這件事開始思考，想想看哪些事情，才是人生中真正必要的事。

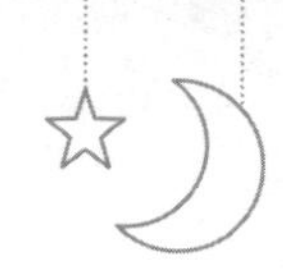

想要調整生理時鐘的節奏，比起上床時間，更應統一起床時間

KEYWORD ▽ 晝夜節律

起床的時間，決定了想睡的時間

正如第一章所述，我們的身體活動是由生理時鐘在管理。生理時鐘以二十四小時為週期運作，那樣的循環就稱作「晝夜節律」。由於一天當中活躍的時間或想睡覺的時間都取決於此，因此要好好睡上一覺，得先調整晝夜節律才行。東京疲勞暨睡眠診所院長梶本修身醫師表示，要調整晝夜節律，必須「在固定的時間起床」。

人會想睡覺的時間，基本上取決於起床的時間。因此，如果比前一天晚一個小時起床，想睡覺的時間也會晚一個小時。而假日賴床的話，晚上就會很難入睡，也是這個緣故。

話雖如此，如果持續睡眠不足，假日當然會想要隨心所欲地睡到飽。一旦起床時間與平日的差距愈大，恐怕得花更多時間回到原本的節奏，因此賴床請盡量控制在兩個小

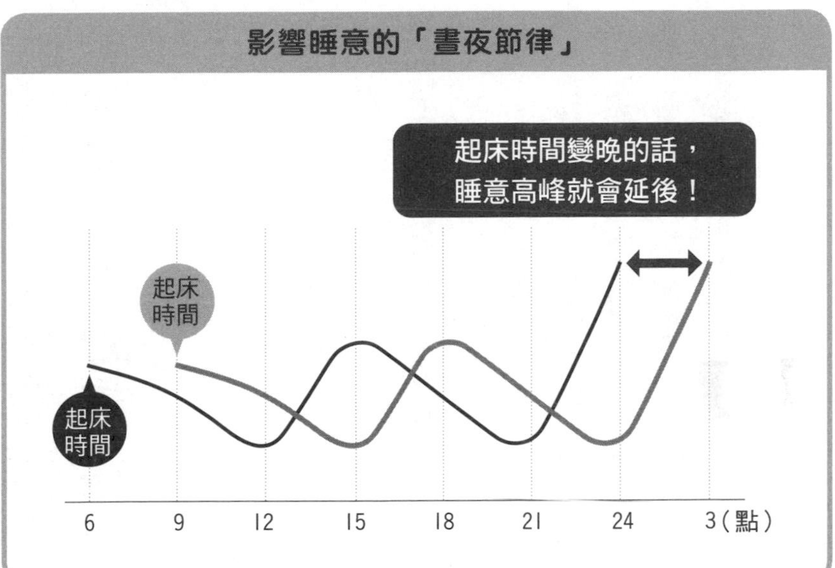

時以內。如果賴床超過兩小時，可能得懷疑是不是有睡眠不足所造成的「睡眠負債症候群」。請重新檢視一下自己的睡眠習慣，看看平常的睡眠是否充足。

知道賺到！
好眠MEMO

強迫午睡有可能妨礙睡眠？先養成早睡的習慣

為了守護孩子的睡眠，大人也該改掉夜貓子的生活型態。此外，一般都會認為孩子需要午睡，但有時這也會妨礙到夜晚的睡眠。與其勉強孩子午睡，不如大人自己以身作則，先養成早睡的習慣。

掌握切換深層體溫的開關！睡前九十分鐘完成，就能超熟睡

KEYWORD ▽ 睡前九十分鐘泡澡

愈忙的人愈要泡澡！有助於引發睡意並消除壓力

為了得到品質良好的睡眠，必須先提高再降低深層體溫（身體內部的溫度）。第一章介紹到，哪些飲食有助於降低深層體溫，此處想要著眼於泡澡所帶來的作用。

人類的皮膚溫度很容易變化。把手放進冷水中，溫度就會下降，泡在熱水中或靠近暖爐，就會立刻上升。話雖如此，深層體溫也會像這樣升溫、降溫嗎？那可不一定。身體是由肌肉或脂肪等具有隔熱效果的組織所包覆，而且深層體溫會受到「體內恆定」（恆定性／維持一定狀態的作用）所影響，因此光是熱敷表面並不會改變溫度。

要改變如此頑固的深層體溫，史丹佛大學醫學系精神科的西野精治教授說，泡澡能夠扮演開關的角色。根據西野教授的研究團隊，在攝氏四十度的水中泡十五分鐘以後，深層體溫大約會提高〇．五度。因此，一般

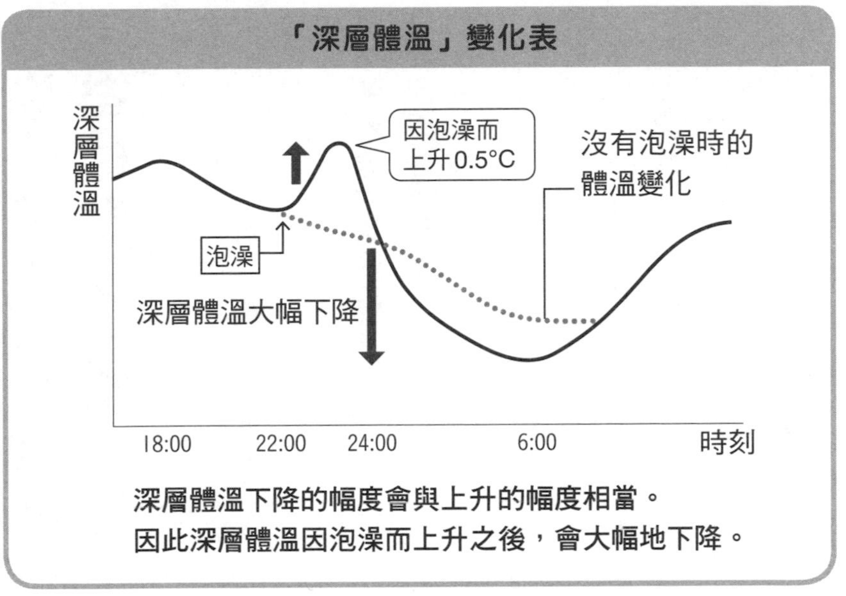

深層體溫下降的幅度會與上升的幅度相當。
因此深層體溫因泡澡而上升之後，會大幅地下降。

的深層體溫是三十七度的話，泡澡後就會是三十七・五度。之後手腳等部位會開始「散熱」，深層體溫開始下降。而嬰兒睡前手腳之所以是溫熱的，就是散熱作用所造成。一旦深層體溫上升、準備要以同樣的幅度降低時，人就會產生睡意。

上升〇・五度的深層體溫要降回原本的溫度，所需的時間約為九十分鐘，之後會慢慢降低。換句話說，只要能在睡前九十分鐘泡完澡，就能夠順利地入睡。如果想在凌晨十二點睡覺，就請在晚上十點半之前泡完澡。

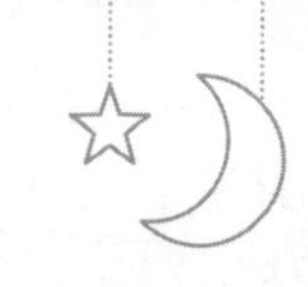

泡澡的水溫超過40度，為什麼反而睡不好？

KEYWORD ▽ 三十八到四十度的熱水、泡澡十到十五分鐘

最適合泡澡的溫度是多少，又應該要泡多久？

泡澡不僅能讓人比較容易入睡，也能有效消除疲勞或壓力。對於正值壯年期的上班族來說，「浸泡在浴缸裡」幾乎可說是生活中不可或缺的例行公事。因此，請務必在前文提到的「倒推法」圓餅圖中，把泡澡的時間計算進去。

話雖如此，並不是一股腦兒地泡在浴缸裡就好了。財團法人日本健康開發財團溫泉醫學研究所的建議是，為了提高深層體溫與放鬆身心，最好在攝氏三十八到四十度的熱水中，浸泡十到十五分鐘。基本上，這個溫度與時間能促進血液循環，將氧氣與營養素運送到身體的末端，並且能夠排出老廢物質。或者，用浸泡到心窩處的半身浴慢慢加溫也有效果。有些人可能會覺得一定要泡到出汗，才有泡澡的感覺，但那樣反而會造成反效果。

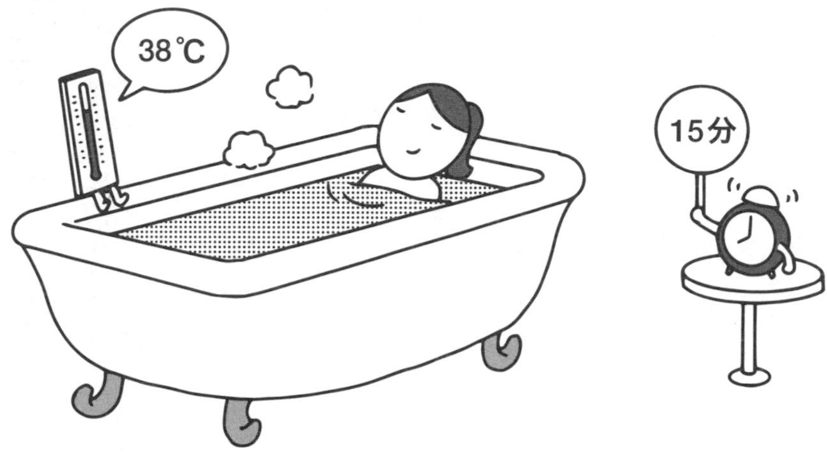

此外，如果使用標榜著「出汗」或「排毒」等功效的入浴劑，看起來好像更有效。但假如深層體溫升得太高，無法在九十分鐘內下降的話，反而有可能更難以入睡。入浴劑不妨使用在週末等特殊日的放鬆時光。

知道賺到！
好眠MEMO

泡澡時
泡到額頭冒汗
是 NG 的行為！

雖然說要提高深層體溫，但不建議泡超過 42°C 的熱水。如果長時間泡在熱水中，泡到連額頭都出汗的話，可能會因為交感神經的運作而感到疲勞，有時甚至會引起脫水症狀。

回家後想要馬上睡覺的話，就用熱水淋浴，降低深層體溫！

KEYWORD ▷ 想要盡快睡覺，就用熱水淋浴

把蓮蓬頭掛在高處，有效率地溫暖全身

上班累得筋疲力盡，回家後想盡快睡覺的話，必須用熱一點的水淋浴，好降低深層體溫，換得一夜好眠。本來應該是要泡澡讓深層體溫上升才對，但人在疲勞的時候，連等九十分鐘都很痛苦。因此如果想要盡快睡覺的話，也可以採取淋浴的方法。淋浴雖然會抑制深層體溫的上升幅度，但回到原來溫度的時間也會縮短，因此會比泡澡更快產生睡意。

淋浴的熱水要設定在攝氏四十二度左右，比平常泡澡的溫度稍微高一點，並且把蓮蓬頭掛高一點或拿在手裡，有效率地溫暖全身。淋浴時一定會有沖不到水的地方，但即使只是局部受寒，也會因為血液循環而影響到全身，因此不妨著重在背部或腳尖等部位。尤其溫暖腳尖來改善血液循環，會進一步促進散熱以降低皮膚溫度，使得深層體溫

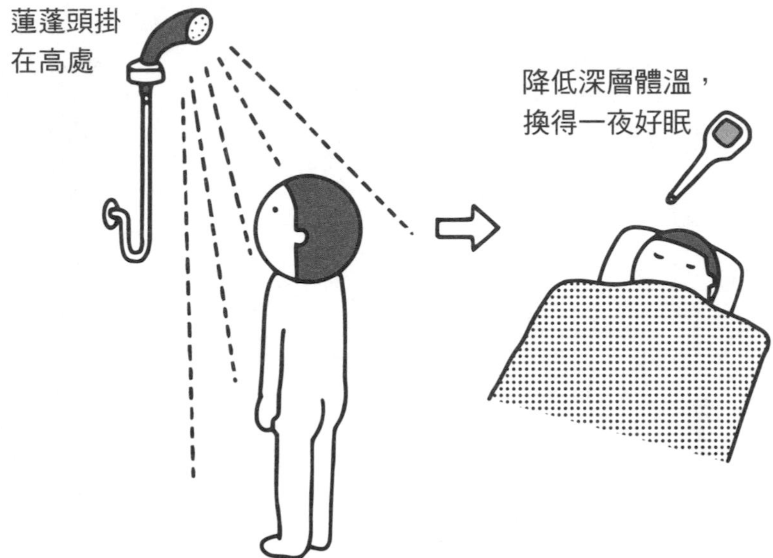

更容易下降。而靠淋浴洗去髒汙或汗水，讓身體恢復清爽，也能活化具有放鬆作用的副交感神經。

知道賺到！
好眠MEMO

身體虛寒的人
可用 HSP 泡澡法
改善低體溫

若浸泡在 42°C 的熱水中，會在熱的刺激下產生 HSP（熱休克蛋白）。這是一種蛋白質，能夠修復或維護因壓力而受損的細胞，讓免疫力得以提升，具有消除疲勞、改善低體溫等效果。適合推薦給身體虛寒的人。

泡碳酸泉浴能夠更順利入睡，獲得品質良好的非快速動眼睡眠！

KEYWORD ▽ 碳酸泉浴、碳酸入浴劑

以碳酸的力量，來提升泡澡效果

前文介紹的「在攝氏四十度熱水中泡十五分鐘，深層體溫會提高約〇・五度」，是一般熱水的情況，那如果是溫泉水的話又如何呢？史丹佛大學睡眠暨生物節律研究所校友、筑波大學國際統合睡眠醫學研究機構的神林崇教授等人的研究團隊，曾對此進行檢驗。

經過調查發現，與一般泡澡相比，使用碳酸泉或碳酸氫鈉泉的碳酸泉浴，在泡澡後的體溫變化上，碳酸泉浴的深層體溫上升幅度較大，散熱後的下降幅度也比較大。除此之外，調查更發現，泡了碳酸泉浴後，入睡後立刻到來的非快速動眼睡眠的振幅也比較大。換句話說，泡碳酸泉浴能夠得到更深度的睡眠。只是泡碳酸氫鈉泉，有可能在泡澡後受到強烈的疲勞侵襲，發生「泡到頭暈」或「潮熱」現象。另一方面，碳酸泉則未觀

察到類似的缺點。如果是以消除疲勞為目的造訪溫泉的話，選擇碳酸泉也是一種方法。

最近市面上也有很多碳酸入浴劑產品，因此不妨多嘗試各種碳酸濃度或成分，找到適合自己的產品。

泡碳酸泉浴能改善血液循環的原理

1 從皮膚吸收二氧化碳。

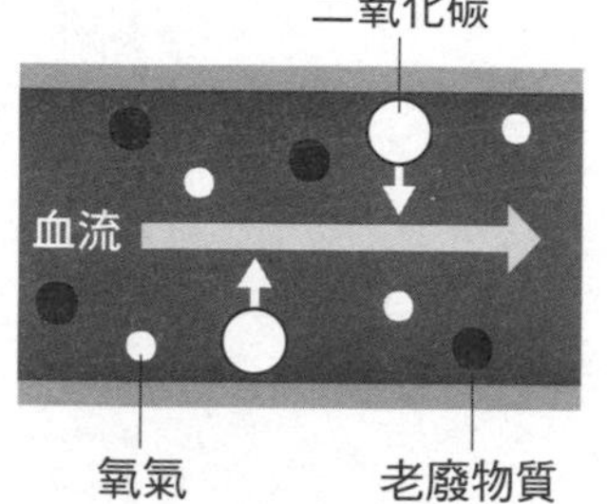

2 血管擴張，血液循環變好。

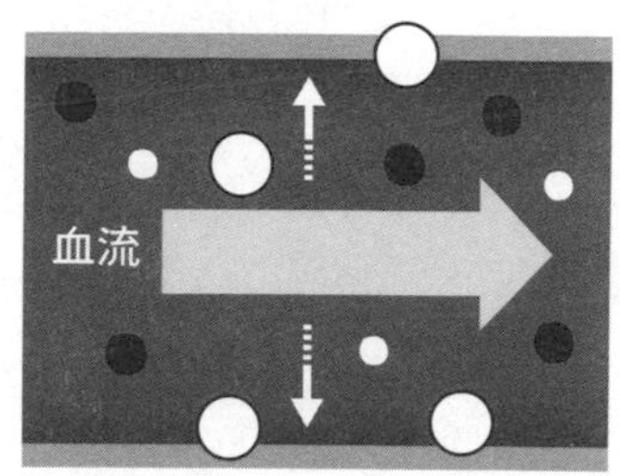

3 血液循環變好，更容易排出老廢物質。

知道賺到！
好眠MEMO

碳酸成分
有助促進血液循環
舒緩疲勞

碳酸入浴劑中所含的二氧化碳，經皮膚吸收以後，體內的氧氣會暫時減少。身體為了吸收更多氧氣，會擴張血管，使血液循環變好。如此一來，更容易排出老廢物質，也能更有效地消除疲勞。

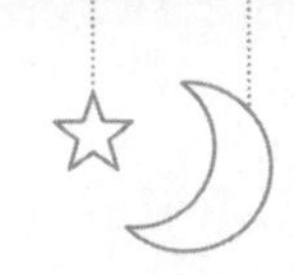

百病從寒起！沒有空間泡澡，也能用「手、足浴」，打通全身氣血循環

KEYWORD ▽ 手浴、足浴

把手腳泡在熱水中約十分鐘，身體就會慢慢地暖和起來

每個人都會有不想泡澡也不想淋浴的時候，但如果直接睡覺的話，深層體溫不會下降，因此難以自然成眠。這種時候最推薦的，就是手浴與足浴。只要把手腳泡在熱水裡，就能充分地溫暖身體。

只要把手與腳放進攝氏四十三度左右的熱水中，泡十分鐘左右即可。尤其手又靠近心臟，因此變暖的血液會立刻輸送到心臟，能夠迅速暖和全身。做法是，把熱水泡到超過手腕的位置，如果全身變得暖呼呼的，就表示成功加熱。此外，手浴只需要在洗臉盆裡放水，這樣的方便性也是其吸引人的地方。只要輕鬆地把手泡在裡面就很足夠了。不過，如果行有餘力的話，讓指尖朝著身體的方向伸展手肘，也可以得到伸展效果。

足浴也跟手浴一樣，可以用較大的水桶或臉盆裝熱水，泡到超過腳踝的位置即可。

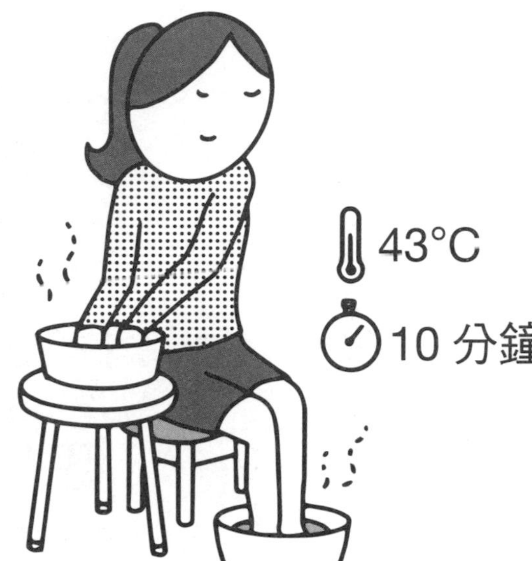

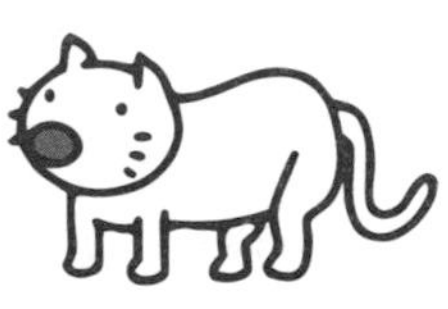

泡的時候可以閉上眼睛、腦袋放空，或是播放喜歡的音樂，用可以放鬆的方式度過那段時間。

大約以十分鐘為標準，不過如果舒服的話，延長時間也沒問題。唯有一點要注意的是，這跟泡澡一樣，如果泡到流汗，交感神經會變活絡，反而會睡不著。

知道賺到！
好眠MEMO

早上更要做足浴！身體會醒來變得精神百倍

早上覺得腦袋昏昏沉沉的人，也推薦做足浴。由於體溫與身體的清醒節律是連動的，因此若用足浴溫暖雙腳，理當會有身體慢慢醒來的感覺。而且，在窗邊做足浴的話，還能得到日光浴效果，一石二鳥。

感情再好也不能「同床共枕」？一人一張床是基本原則

KEYWORD ▽ 一人一張床

同一張床上翻身會受限，睡眠恐怕會變淺！

想必有很多人，與伴侶或孩子睡同一張床。然而，每個人感覺舒服的溫度或喜好的寢具不同，而且有人睡在旁邊時，由於翻身受限，睡眠恐怕會變淺。

因此，就算是感情再好的伴侶或孩子，最好也各睡各的床。

要是因為房間大小等問題，一定得睡在一起，與其兩人共睡一張床，不如將兩張寬約一百公分的小單人床併在一起。

只要各睡各的床鋪，翻身就會更輕鬆，也能選擇各自喜歡的寢具。

此外，如果生活模式改變，想要分房睡，也比較方便移動床鋪。

寵物也一樣。由於寵物會自行挑選舒服的地點，因此也有可能睡在床鋪上。如此一來，主人說不定會因為難以呼吸而醒來。

想跟可愛寵物一起睡覺的心情可以理

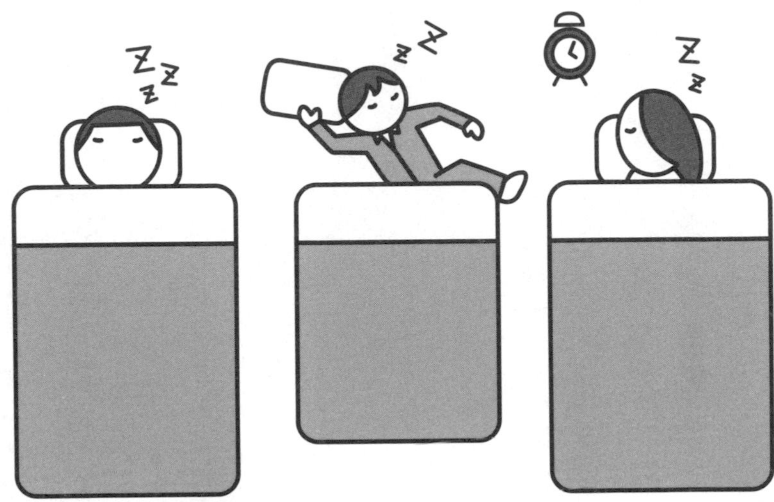

解，但為了獲得品質良好的睡眠，必須從平常就養成不讓寵物跳上人類床鋪的習慣。

知道賺到！
好眠MEMO

利用電動床
躺成符合人體工學的
睡眠姿勢

「中立姿勢」指的是人類在太空中的失重狀態下，能夠自然擺出的姿勢。例如，軀幹與大腿根部的角度為 128 度，能減少肌肉或脊椎的負荷，也有助於改善血液循環。而電動床能夠幫助我們躺成自然的入眠姿勢。

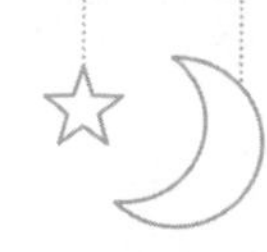

睡不著的原因是床的位置不對？了解床的擺放原則

KEYWORD ▽ 床要離牆壁與窗戶十公分以上

棉被掉地上、濕氣很重……那是因為床的位置不對！

床的位置會大幅影響睡眠。有些擺設位置就很容易干擾睡眠。舉例而言，睡覺時如果棉被動不動就掉到地上，每次都冷到醒過來的話，當然不可能期待睡一場好覺。而棉被之所以會掉地上，是受到床的位置影響。如果床的側面緊貼著牆壁，另一側的棉被就會向下垂，而在重力的影響下一定很容易掉落。因此，床最好離牆壁十公分以上，然後把棉被左右平均地蓋在整張床上。

話雖如此，應該也有些人因為房間大小的關係，必須把床靠著牆壁擺放才行。在這種情況下，在棉被的下半段橫蓋一條毛毯，並把靠近腳底那一側的毯子捲入床墊底下，輕輕地固定好。這樣多少可以防止滑落。

此外，床頭那一側也不建議緊貼窗戶，因為那樣無法確保通風。而且，在容易結露的冬天、或容易累積濕氣的梅雨季節，牆壁

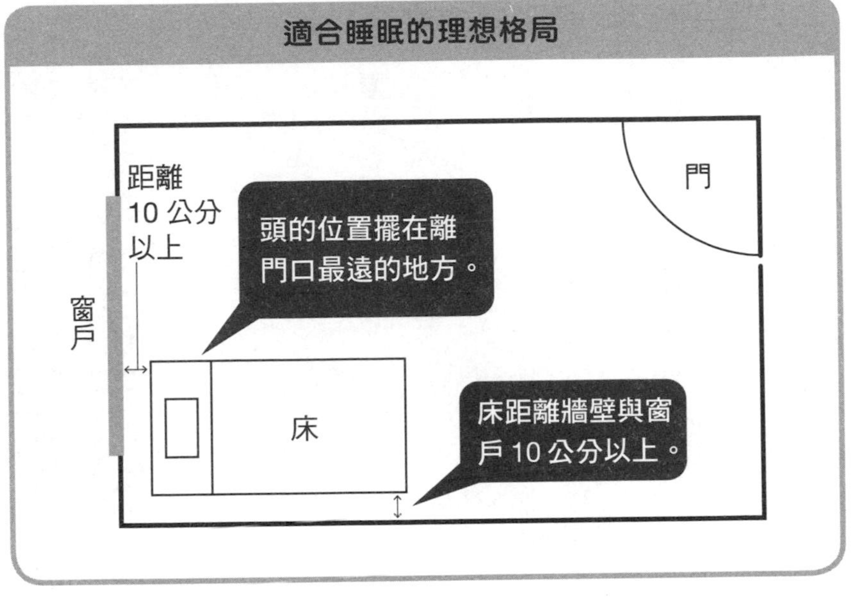

與床墊也有可能發霉。除此之外，冬天容易從窗戶吹進寒風，這也會妨礙到睡眠。床頭最好距離窗戶十公分以上。若陽光照射太強烈，不妨用遮光窗簾等方式來調節亮度。由於睡眠時是處於毫無防備的狀態，把床頭的位置放在離門口較遠，或是從門口看不見頭的角度，比較能夠得到安全感。可以的話，放在房門對角線上的位置是最好的。此外，還要記得一件事，就是別讓冷氣的風直接對著人吹。

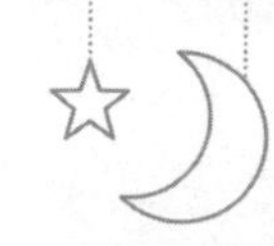

原來床要這樣挑，睡眠品質才會好！挑選床墊的三大原則

KEYWORD ▽ 挑選床墊的三大重點

想要獲得舒服的睡眠，請遵循三大床墊挑選方針

常聽有人說：「我換了枕頭後，就睡不著。」但其實床墊在睡眠中，扮演著更重要的角色。如果使用的床墊不適合身體，不僅會降低睡眠品質，還有可能造成腰痛或肩頸僵硬。

其實，在做出立正姿勢時，腰的部分會向前彎曲四到六公分。而就寢時，彎曲的部分則會自然地變成兩到三公分。這是對骨骼或內臟等全身器官負擔最少的姿勢。因此，只要睡覺時也能保持像立正時一樣優美的姿勢，就是適合身體的床墊。挑選時務必要親自試躺。試躺時，不妨確認以下三點：

①躺著的時候能夠放鬆全身的力氣；

②從背部到腰部都貼合得剛剛好；

③姿勢與立正站好時一樣地端正。

除此之外，最好還能實際翻身看看。把身體倒向左右兩側，確認一下好不好翻身。

理想的睡眠姿勢

保持與立正站好時一樣端正的姿勢。

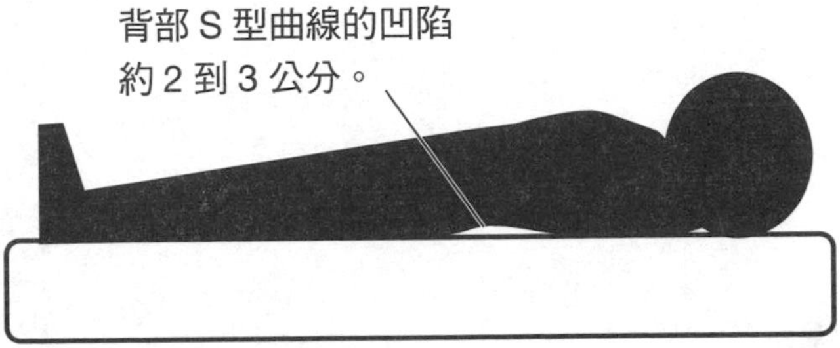

背部 S 型曲線的凹陷
約 2 到 3 公分。

站立時，S 型曲線的凹陷約 4 到 6 公分。因此，就寢時，理想狀態是，腰椎懸空距離會因重力作用縮短二分之一，變成 2 到 3 公分。

慢回彈床墊雖然有很舒服的包覆感，但也因為太過柔軟而難以翻身。然而，每種床墊都各有優缺點，因此請好好地找到適合自己的款式，挑選一張能讓自己睡得舒服的床墊。

知道賺到！
好眠MEMO

以體型與體重為基礎 挑選適合自己的 最佳床墊

挑選床墊時，關鍵要素之一就是「軟硬度」。每個人可以根據體型與體重來決定最合適的軟硬度。偏瘦的人適合稍微軟一點的床墊，但像男性等體重較重的人，最好選擇偏硬的床墊，身體才不會過度下陷。

「羽絨」與「羽毛」有何不同？找到你的命定棉被，夜夜睡得香甜！

KEYWORD ▷ 羽絨與羽毛

蓋一條「天然空調」！羽絨被冬暖夏涼的祕密

與床墊一樣，挑選棉被時也有要注意的事項。

此處推薦的是號稱「天然空調」、用冬暖夏涼的羽絨做成的棉被。

而使用於寢具的水禽羽毛，有位於胸部到腹部、像蒲公英棉毛一樣柔軟的「羽絨」（down），還有帶羽梗、偏硬的「羽毛」（feather）兩種。由於水禽必須長時間待在河川或池塘等冰冷的水中，因此胸部到腹部的羽毛，已經進化成有高度的保溫性可以保護內臟，在炎熱的季節裡也能夠散熱。除此之外，為了能夠長時間飛行，重量也非常地輕。

而「鵝」與「鴨」皆屬於水禽類。但鵝的羽毛較為輕柔，且氣味也比鴨子少。

在挑選寢具上，棉被最好選擇羽絨含量較多的款式。一般來說，「羽絨被」指的是

「鵝」與「鴨」的差別

鵝

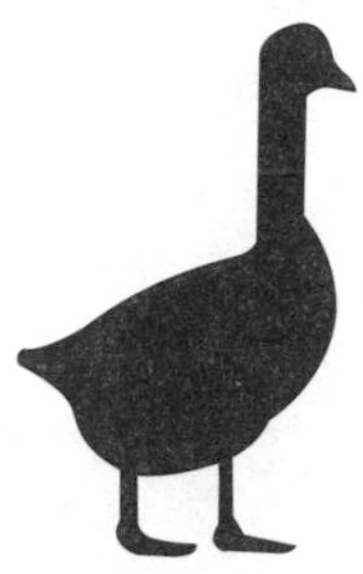

- 羽毛輕盈、溫暖。
- 柔軟。
- 價格昂貴。

鴨

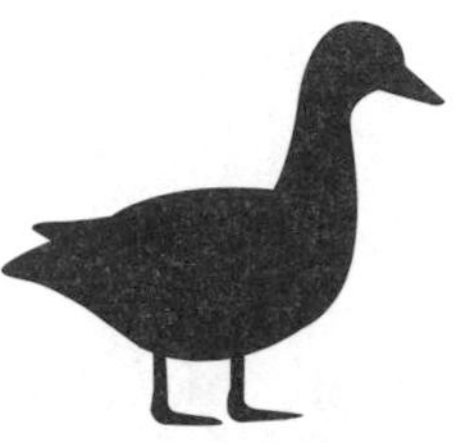

- 氣味比鵝強烈。
- 毛比鵝硬。
- 價格便宜。

羽絨含量超過五〇%的棉被，而羽毛含量超過五〇%的，則稱作「羽毛被」。羽絨的比例愈高，蓋起來通常愈舒服，其中又以鵝絨被最為高級。

知道賺到！
好眠MEMO

**羽絨被
可以配合季節
選用不同類型**

在四季分明的日本，建議配合季節選用兩條不同類型的棉被，冬天適合選用含有超過 1.1 公斤羽絨的超暖「羽絨被」，春夏則適合選用「薄被」或「羽絨毯」等羽絨含量為 0.25 到 0.4 公斤的棉被。

早上醒來時，感覺不太舒服……其實是枕頭的高度與形狀不對！

KEYWORD ▽ 枕頭要用「高度」與「形狀」來挑選

挑對枕頭高度，更要挑對形狀，讓肩頸放鬆，熟睡到天亮

決定好床墊與棉被以後，接著就來挑選枕頭。挑選枕頭應該注意的重點，是「高度」與「形狀」。尤其高度會直接影響到睡覺時的姿勢及呼吸。舉例而言，枕頭如果太高，就會導致下巴後縮，造成呼吸道阻塞，呼吸變得困難。結果就是睡覺時容易打呼，也更淺眠。這也有可能成為頸椎過直的原因。此外，最近受到關注的頸部凸起的枕頭，其實也要特別注意。因為脖子伸到最長，頭部像被向後拉扯一樣，所以很容易變成用嘴巴呼吸，恐怕會導致肩頸僵硬或頸部疼痛。

理想的高度條件，是能夠維持站立時的姿勢，即仰躺時脖子自然伸展、且能夠輕鬆呼吸。很多時候真正適合自己的枕頭，其實都比想像中還低，因此如果因為高度而猶豫的話，不妨選擇較低的枕頭。脖子長的人適合較高的，脖子粗短的人適合較低的枕頭。

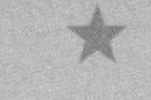

枕頭的高度對睡眠造成的影響

枕頭太低

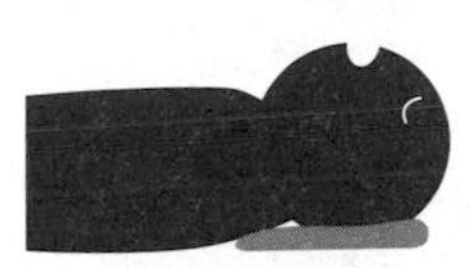

由於嘴巴張開會使喉嚨變得乾燥，因此容易附著病毒而感冒。另外，也容易造成頸部疼痛及肩膀僵硬。

枕頭太高

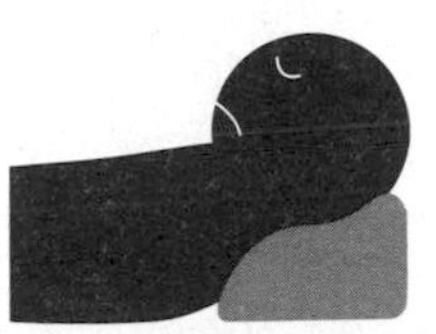

由於呼吸道受阻塞，變得難以呼吸，因此睡眠會變淺。而且睡覺容易打呼，且易造成頸部疼痛或肩膀僵硬，頸部也易出現皺紋，甚至可能導致臉頰鬆弛、出現雙下巴。

除此之外，枕頭形狀要設計得容易翻身，也是挑選的重點之一。畢竟，睡覺翻身能矯正身體的歪斜，而且對於促進血液或淋巴液循環、調節體溫也是必不可缺的。因此，在挑選上，枕頭兩側比中央高、寬度大約是頭的二・五到三倍最為理想。

材質可以依個人喜好挑選，不過此處要推薦的，是用氨基甲酸乙酯等材料製作、有一定硬度可以充分支撐頭頸的枕頭。像飯店使用的那種柔軟材質，雖然躺下去的瞬間會覺得很舒服，但有可能因為頭陷得太深、脖子不穩定，而不容易翻身。如果早上醒來時，莫名覺得肩頸僵硬……請先檢視一下自己的枕頭！

適合的枕頭比想像中還低！用浴巾來做專屬自己的枕頭

KEYWORD ▽ 浴巾枕

找不到命定枕頭，就用浴巾自己做！

如前文所述，睡起來剛剛好的枕頭，其實比想像中還低。如果實在沒能找到高度合適的枕頭，自己動手做也是一個辦法。只要使用三到四條浴巾，就能簡單完成高度不算太高的枕頭。

首先，拿一條偏厚的浴巾對折再對折，在相當於脖子的部分折起十公分左右，再對折成一半，讓折起的部分夾在內側。此時，先把頭躺上去確認一下高度。除了整體的高度，還要確認有沒有哪個部位感到壓迫，以及頭被包覆的感覺如何等等。如果太低的話，底下再疊一層折好的毛巾。決定好高度以後，再拿兩條浴巾捲成圓筒狀放置於兩側，並且稍微高出中央部分兩到三公分。因為枕頭的兩側較高，比較容易躺成側睡的姿勢。為了避免兩側的浴巾跑掉，也可以在上面覆蓋一條洗臉毛巾。

超簡單！「浴巾枕」的製作法

1

將一條浴巾對折再對折，在脖子的位置折起 10 公分。

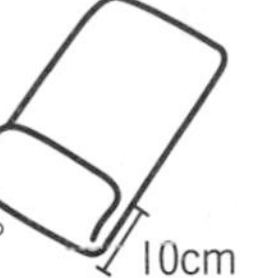

2

對折成一半，讓折起的部分夾在內側。

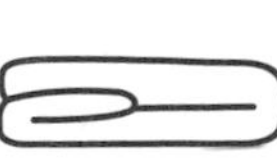

3

太低的話，底下再疊一層折好的毛巾。側睡的人，可以像右圖般，將捲成圓筒狀、高度稍高於中央的浴巾放置在兩側。

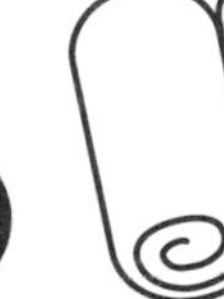

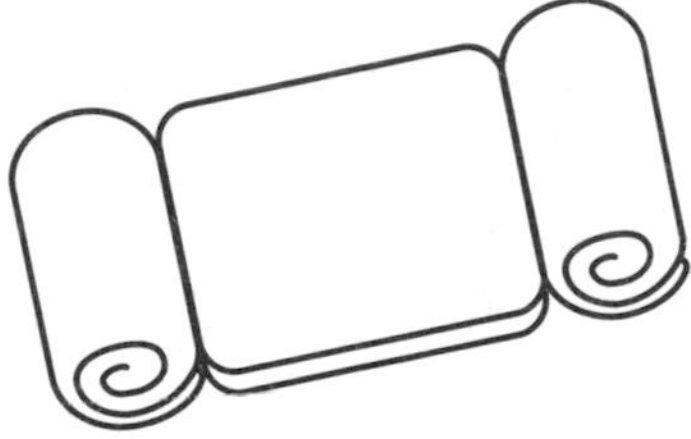

一旦體驗過自製枕頭的舒適度，日後也可以成為購買枕頭的依據。若能遇到與身體合而為一、幾乎讓人忘記它的存在的枕頭，相信就能夠得到深度的睡眠。

知道賺到！
好眠MEMO

高度不合適的枕頭會讓脖子長皺紋還會催生法令紋！

脖子漂不漂亮，枕頭也是關鍵。相信大家都知道，下巴後縮的話，脖子就會有橫紋。如果使用太高的枕頭，一整個晚上都會維持那樣的狀態。置之不理的話，久而久之就會生成皺紋。除此之外，也有可能造成法令紋變深等慘況。

最大的傷害是濕氣！這樣做延長寢具的壽命

KEYWORD ▽ 用除濕來延長寢具的壽命

去除濕氣。此外，起床時不要立刻折棉被或整理床鋪，先讓寢具吹十五分鐘的電扇去除濕氣，再開始整理。

即使如此，長年使用下來，難免會逐漸塌陷。早上起床時，如果感覺腰痠背痛的話，有可能是睡的位置凹陷了。由於臀部是全身上下最重的部位，因此腰接觸到床的位置會最先凹陷下去。結果就是，睡眠時會被迫擺出不自然的姿勢，久而久之便發展成腰痠背痛。而面對被褥或床墊凹陷，可用毛巾來修

讓塌陷的寢具復活，用毛巾修補提高舒適度！

寢具也有壽命。一般來說，床墊是七到十年，被褥是三到五年，枕頭是一到五年。話雖如此，大家都希望心愛的寢具能用愈久愈好。對寢具來說，最大的傷害是濕氣，尤其會接觸到背部的被褥，與鋪在床墊上的保潔墊，最容易累積濕氣。因此，想要長久使用的話，必須每週曬一次太陽，或用烘被機

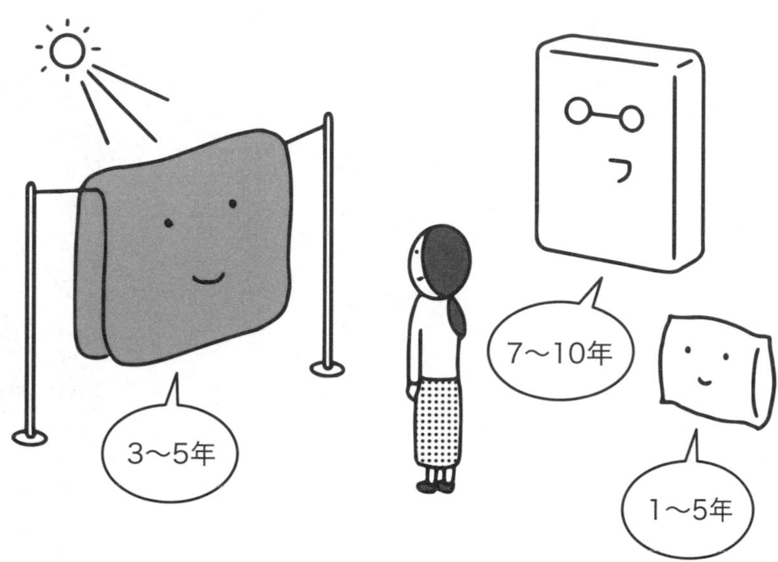

補。

要準備的是方巾、洗臉巾與浴巾各一條。首先，在最凹陷的地方放上折四折的方巾，上面再放上折三折的洗臉巾。然後，再放上對折的浴巾就完成了。毛巾的高度配合凹陷的程度做調整，並且用手掌確認看看跟其他地方有沒有落差，最後再鋪上床單。這樣一來，應該就能改善凹陷問題，減輕腰痠背痛。雖然寢具壽命到了以後，總有一天還是得更換。但在那之前，不妨先用這一招當作應急措施。

最適合睡眠的溫度、濕度是多少？打造理想的睡眠環境

KEYWORD ▽ 嚴禁太熱或太冷、濕度為五〇％到六〇％

溫度與濕度是否剛剛好，身體會在起床時告訴你！

如果不調整寢室的溫度與濕度，再怎麼用心照顧寢具，也無法獲得舒適的睡眠。一旦室溫過高，不僅睡不好覺，還會因為大量流汗帶走體溫而容易感冒。此外，要是濕度太高，恐怕還會變得不易出汗。如此一來，因為會阻礙到手腳散熱，深層體溫降不下來，就無法進入深度睡眠。

那麼理想的溫度與濕度究竟是多少？

一般來說，夏天寢室的溫度最好在攝氏二十六度以下，冬天在十六度以上。但每個人感覺舒服的溫度不一樣，所以可以使用空調來設定成感覺舒服的溫度。使用空調時，建議如前文所介紹的，注意床的位置，或是把空調葉片向下，避免風直接吹到肌膚。或者，把電風扇的頭朝著天花板的方向轉，讓室內的空氣循環更流通。

而無論冬夏，理想的濕度基本上都是五

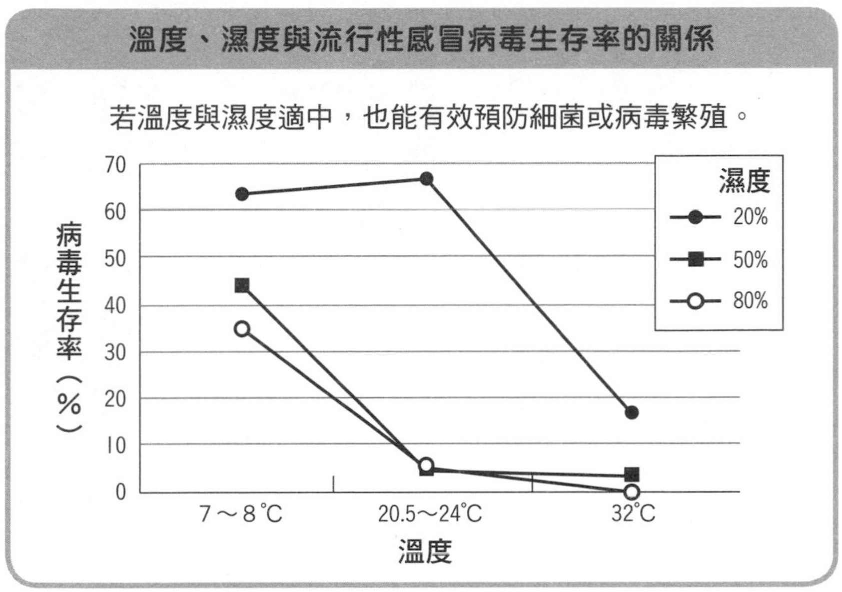

○%到六○%。早上醒來時，如果感覺喉嚨痛，那就表示房間太乾燥了。為了預防細菌或病毒繁殖，最好也注意睡眠時的濕度。在容易乾燥的冬季，不妨用加濕器來打造舒適的空間。

知道賺到！
好眠MEMO

蕎麥殼枕頭能冷卻睡眠時的大腦進入深度睡眠

為了讓睡眠時的大腦得以休息，必須降低溫度才行。此時能夠發揮力量的，就是「蕎麥殼枕頭」。以蕎麥種子為原料的蕎麥殼，具有優越的透氣性，能夠發揮散熱的作用，因此即使在炎熱的夏季，也能讓頭頸維持舒適的狀態。

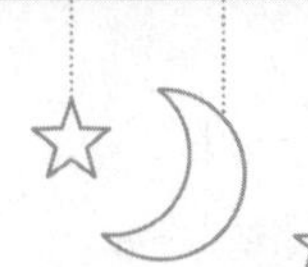

睡衣也會影響到睡眠品質！挑選「一夜好眠睡衣」的兩大原則

KEYWORD ▽ 黃金材質比例是「九五％棉、五％聚氨酯」

睡衣材質挑得好，夜夜熟睡沒煩惱

挑選「一夜好眠的睡衣」有兩個重點。首先，「布料要有足夠的彈性」（伸縮性高）。由於我們睡覺時會一再翻身，要是睡衣伸縮性不佳，每翻身一次，身體就會被拉扯一次。雖然睡衣常用的材質是棉紗，但其實紗布缺乏伸縮性，有不易翻身的缺點。

其次是「充分吸汗」（吸濕排汗效果佳）。睡眠時，即使是冬天也會流不少汗，因此布料能夠吸濕排汗很重要。而伸縮性好、又吸濕排汗的材質，非「棉」莫屬，其中再加入少許有延展性的聚氨酯，即「九五％棉與五％聚氨酯」的混合材質，最適合用來製作睡衣。相反地，以合成纖維為主的睡衣，由於吸濕排汗性差，因此不太推薦。

另一方面，炎炎夏日時，可能也有人會穿短袖與短褲睡覺，但為了吸收睡眠時流的

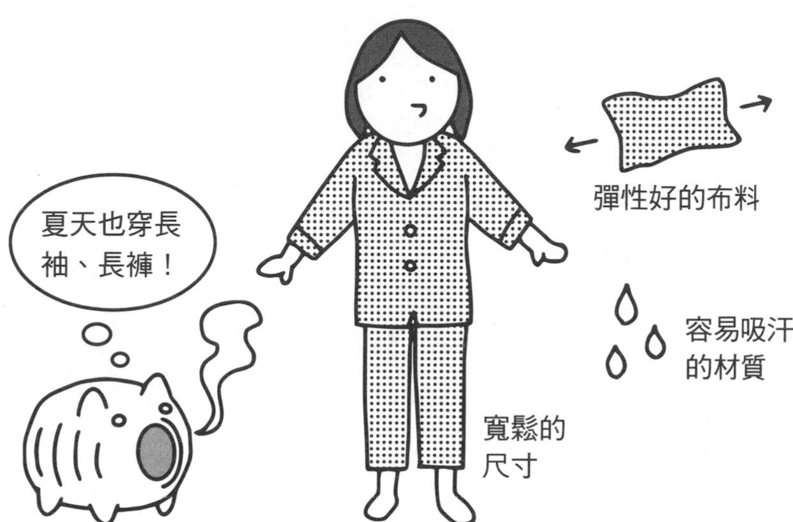

汗，即使是夏天也建議穿著長袖長褲入睡。此外，選擇尺寸大一號的睡衣比較容易翻身，也能擺脫束縛，進而一夜好眠。

知道賺到！
好眠MEMO

光滑柔軟的絲質睡衣還能活化副交感神經

觸感柔順的絲綢，吸濕性是棉的 1.5 倍，排汗性也很好。此外，光滑的觸感與輕柔也是其吸引人的地方，而且穿著絲綢，要翻身也很順暢。這種舒適感會活化副交感神經，提高睡眠時的放鬆效果。

不穿內褲睡覺更健康？為了一夜好眠，掙脫束縛吧！

KEYWORD ▽ 肚圍、不穿內褲、兜襠內褲

保暖，就會活化副交感神經，有助於獲得深度睡眠。

為了一夜好眠，無論如何都應該要擺脫束縛。因此還有一個方法，就是乾脆不穿內褲睡覺。但別忘記用肚圍確實保護好肚子。

而不穿內褲睡覺的人，其實出乎意料地多。毫無束縛感又能嘗到解放的滋味，是最吸引人的地方。但如果對不穿內褲還是有點抗拒，不妨試試看最近備受關注的「兜襠內褲」。因為沒有使用鬆緊帶，所以不僅是腰

內褲的束縛是睡眠的大敵，阻礙血液循環、使身體變冷

對身體的束縛是睡眠的大敵。由於血液循環變差、手腳難以保持溫暖，因此無法睡一場好覺。雖然苦惱於手腳冰冷的人很多，但內臟虛冷的人也不少。如果肚子摸起來涼涼的，且把熱水袋放在肚子或大腿上會覺得很舒服，很有可能就是內臟虛寒。因此，第一步先從使用肚圍開始。只要用肚圍替肚子

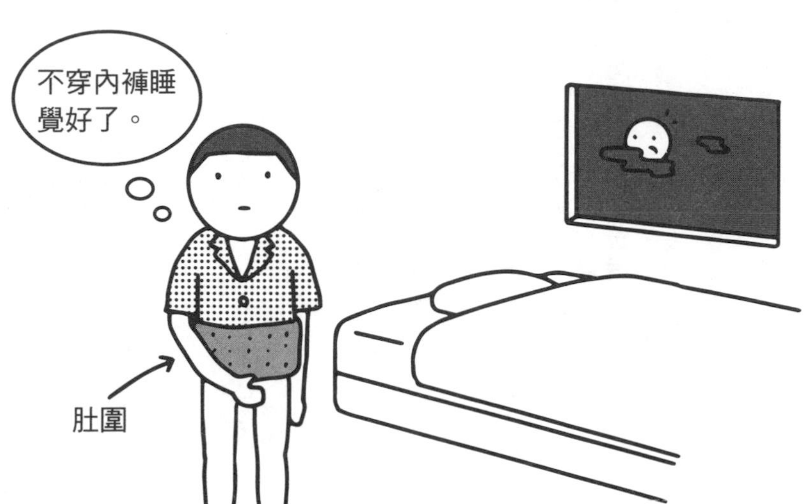

部而已，連鼠蹊部也不會受到束縛。穿上兜襠內褲，血液循環會變好，有助於改善虛寒或水腫，因此逐漸受到大家歡迎。或者，白天穿一般的內褲，就寢時再換成兜襠內褲，也是不錯的方法。

知道賺到！
好眠MEMO

腳會抽筋的人就用腿部保暖套來預防！

睡覺時腳抽筋真的是很痛苦的事。除了肌肉疲勞或水分不足，身體虛寒也是原因之一。但穿襪子睡覺會阻礙散熱，因此推薦用腿部保暖套來溫暖雙腳。記住，盡量選擇比較寬鬆的款式，才不會有壓迫感。

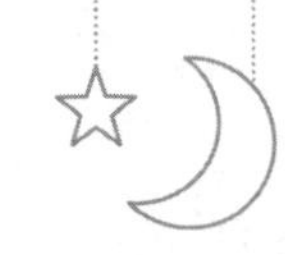

讓人切換到休息模式的「最強工具」，打造最棒的療癒時光

KEYWORD ▶ 點蠟燭

在點燃蠟燭的瞬間，體會身心靈的大休息

顏色或亮度，具有讓人身體放鬆、或變得更有活力的作用。

舉例而言，暖色系的橘色能活化副交感神經，讓人切換到休息模式。而日光燈等白色系則會刺激交感神經，讓人切換到活動模式。除此之外，明亮的程度也會大幅左右放鬆的狀態，照度低的通常更能讓人放鬆。這也是為什麼注視著橘色的微弱燭光，會感到放鬆。

除此之外，蠟燭有所謂「ｆ分之一波動」的不規則波動。比方說，聽到河水聲或鳥鳴聲會感到放鬆，或搭乘電車時，搖搖晃晃的感覺會想睡覺，也都是「ｆ分之一波動」的作用。基本上，蠟燭應該是能夠讓人輕鬆得到療癒的最強工具了。

偶爾也試著關掉客廳的日光燈，光靠燭光來照明如何？只要盯著燭光看，心情就會

雨聲也有「f 分之一波動」

即使只是辨別不同的雨聲，「f 分之一波動」也會作用於大腦！

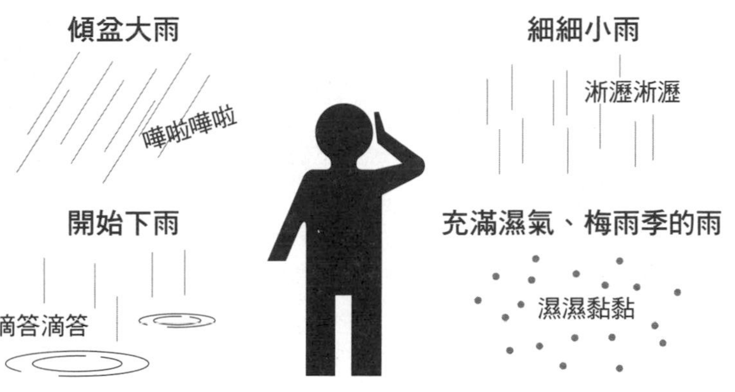

莫名地得到療癒。此外，在浴室點蠟燭，悠哉地泡澡也不錯。相信在蠟燭的療癒效果與熱水的浮力效果下，應該能夠逐漸感受到身心獲得解放才對。

知道賺到！
好眠MEMO

睡前點眼藥水能消除白天的疲勞幫助眼睛恢復功能

睡前點眼藥水能夠滋潤眼睛，也具有在睡覺時消除工作疲勞的效果。眼睛疲勞或乾澀的人，不妨嘗試看看。只是有些成分不適合在睡前點，因此請先確認過後再使用。

找出幫助睡眠的「芳療氣味」，溫柔進入夢鄉

KEYWORD ▷ 芳香療法、真正薰衣草

挑選香氣的重點就是，「自己喜歡」最重要！

想要舒舒服服地進入夢鄉，香氣也是一大要素。用含有有效植物成分的精油提高自然治癒力的「芳香療法」，也以能夠改善睡眠品質而為人所知。精油能活化副交感神經、並帶來放鬆效果。其中，薰衣草據信能夠安定情緒。但具有助眠效果的，是含有三五％以上「乙酸沉香酯」的「真正薰衣草」，這種成分能夠帶來鎮靜效果。只是即使效果經過科學證明，但香氣不符合個人喜好的話，反而會造成心煩意亂的反效果。因此，挑選香氣時的重點，在於「自己喜不喜歡」。自己覺得聞起來舒服的香氣，才能發揮最好的效果。

除了真正薰衣草，其他具有放鬆效果的還包括尤加利、薄荷、甜橙、天竺葵等等。最近市面上有推出，以真正薰衣草為基底的助眠用複方精油，只要在化妝棉上滴一到兩

平易近人且方便使用的五種香氣

真正薰衣草
清新的花香。適合使用在希望深度放鬆或安眠時。

尤加利
沁涼感的澄澈香氣。適合使用在呼吸不順，或是想要提振精神時。

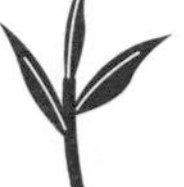

天竺葵
類似玫瑰的花香。適合使用在想要調整自律神經或女性荷爾蒙時。

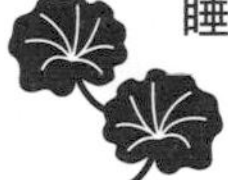

薄荷
清爽的薄荷香。適合使用於提神醒腦，或是想要得到創意、靈感時。

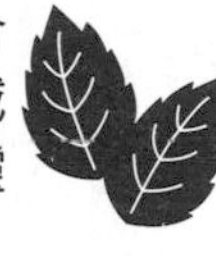

甜橙
甜美的果實香氣。適合使用於提振情緒，或是想要好好睡一覺時。

滴放在枕邊，就能在溫柔香氣的包圍下入睡。而如果希望香氣維持久一點的話，也可以使用專用的香薰機。

知道賺到！
好眠MEMO

對睡眠有效的香氣能夠幫助記憶也能改善失智症！

夜用的助眠複方精油的香氣，也能預防失智症。除此之外，嗅覺具有誘發記憶的功能，只要用香氣刺激嗅覺，就能活化腦中掌管記憶的器官，也有助於改善認知功能。

在意噪音、對付磨牙的「必備兩大神器」

KEYWORD ▽耳塞、護齒套

日常生活中的微弱噪音與磨牙，都會干擾睡眠

相信很多人都有過受到微弱的聲音干擾、而睡不著的經驗。一旦開始在意就怎麼樣也無法忽視的，就是這種生活中的微弱噪音。由於腦部的聽覺中樞在睡覺時也會工作，因此一旦聽到雜音，即使正在睡覺，腦也會被迫處理資訊。為了讓大腦休息，必須隔絕聲音才行。這時，「耳塞」就能夠派上用場。半夜會因為一點小聲音就醒來的人，也很適合使用。

使用耳塞還有一個優點，就是雜音消失以後，意識自然而然會集中在自己的呼吸上。不過市面上有形形色色的耳塞，請實際試用過後，再挑選適合自己耳型的產品。

此外，磨牙或咬牙也會降低睡眠品質。這些對牙齒施加強力的行為，表示身體的緊張即使在睡覺時也無法放鬆。這樣一來，就無法進入深度的睡眠。千萬別以為只不過是

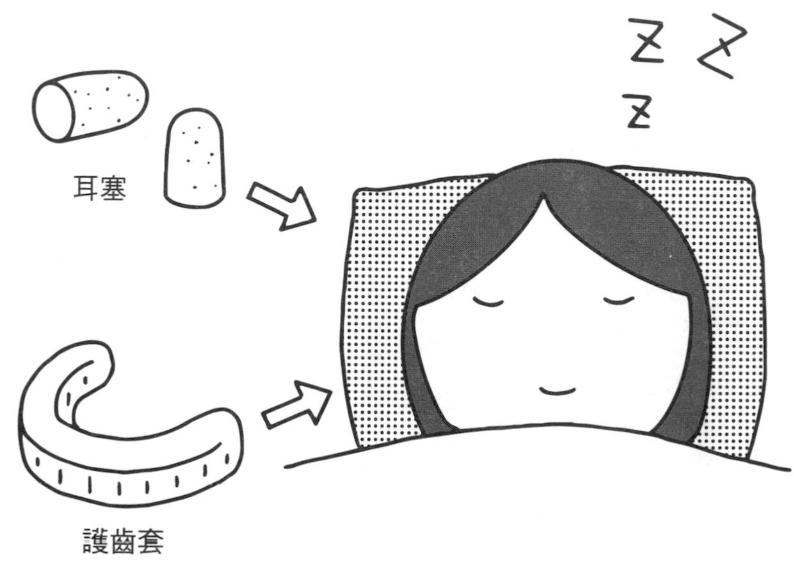

磨牙而已，磨牙時承受的負荷，恐怕是自己體重的二到五倍之多。嚴重的話，甚至有可能造成牙周病、或顳顎關節症候群。如果起床時覺得下巴很痠，或是好像有牙齒磨損等症狀，恐怕就是磨牙或咬牙造成。

解決之道就是請牙科製作護齒套，好在睡覺時保護牙齒。剛開始或許會有異物感，但每天戴著睡覺，久而久之就會習慣。此外，舌頭不在正確位置也是原因之一。因此，閉上嘴唇時，只要意識到舌尖頂著門牙後側根部、舌身平貼在上顎，就能加以改善。

為什麼聽古典音樂會想睡覺？

KEYWORD ▽ f分之一波動、古典音樂

無法預測的神奇律動，能夠帶來療癒

有適度的聲音比較容易睡著的人，不妨試試看用大自然環境音構成的療癒音樂。大自然的聲音總是能夠神奇地療癒我們的心情。

如前文解說，河水聲或鳥鳴聲聽起來好像沒有變化，但其實卻有無法預測的不規則波動。這種規則與不規則合一的狀態，就稱為「f分之一波動」。而這種波動會活化副交感神經，幫助我們放鬆下來。

另一方面，古典音樂也與療癒音樂一樣，很多樂曲都有「f分之一波動」，其中又以莫札特的曲子最可能有放鬆效果。其他像是布拉姆斯或蕭邦的〈搖籃曲〉、巴哈的〈G弦上的詠嘆調〉、德布西的〈月光〉等，都有安撫情緒的效用。

古典音樂之所以具有放鬆效果，除了「f分之一波動」的作用，還有很高的引導

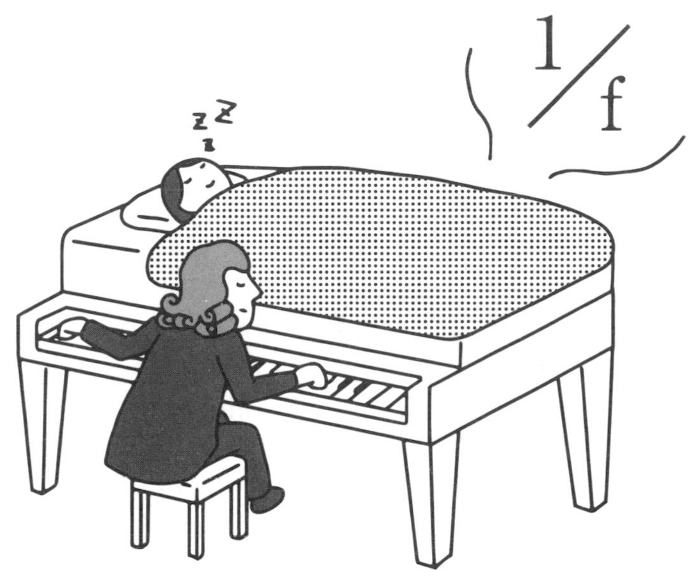

效果，能夠引發出心情放鬆時會釋放的腦波「α波」。因此，在古典音樂會上容易感到昏昏欲睡，或許就是因為釋放「α波」的緣故。

知道賺到！
好眠MEMO

睡不著的時候
讓「嗯」的聲音
在腦中迴盪

為了隔天的工作等事情，在意得睡不著時，試著閉上眼睛，用食指堵住兩邊的耳朵，發出「嗯——」的聲音。這是從瑜伽呼吸法改編而來的方法，而這種聲音的共鳴，具有抑制緊張的效果。

睡前才關燈太慢了！掌握激發睡意的照明原則

KEYWORD ▽ 傍晚以後，將照明換成夕陽的顏色

慢慢調暗燈光，讓睡眠荷爾蒙湧出

如前文所提及的，人體會受到明亮的程度影響，放鬆程度會隨著照度而改變。所以，為了幫助入睡，不妨將傍晚五點以後的室內照明，換成夕陽般的橘色。因為每當看見夕陽，我們就會想到這是「回家休息的時間」。入夜以後，再使用暖色系的顏色，並進一步降低照度。如此一來，交感神經的活動就會逐漸緩和下來，取而代之的，是讓身體切換為放鬆模式的副交感神經開始運作。

除此之外，從睡前一小時，就可以把照明的亮度，調降到晚餐時的一半左右。只要調整到一百五十勒克斯左右的亮度，就會增加俗稱睡眠荷爾蒙的「褪黑激素」分泌，讓身心放鬆下來，把身體調節成容易入睡的狀態。另外，最近在智慧型手機上，也有免費的軟體可以測量照度，不妨作為亮度標準的參考。

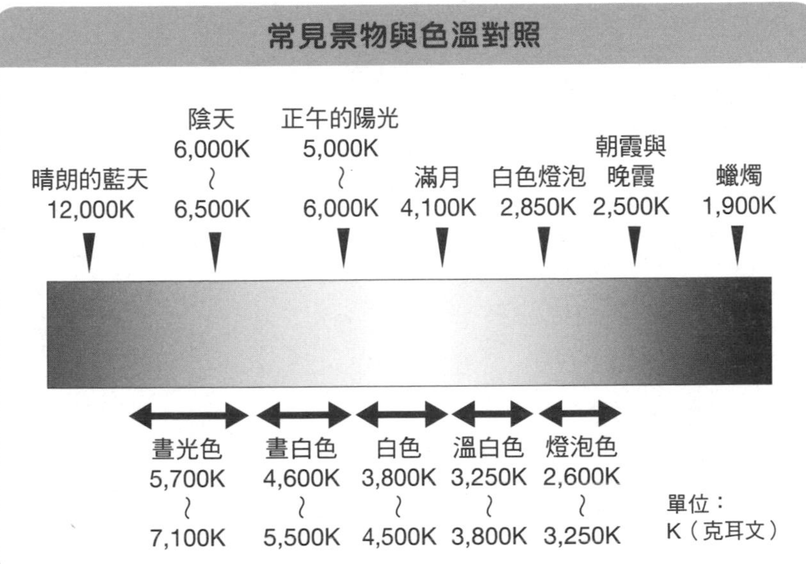

即使過了傍晚，長時間待在像便利商店一樣高照度的白色燈光下，一樣要注意。由於身體在此情形下不會分泌褪黑激素，因此不僅生理時鐘會延後，交感神經也會長時間處於活絡的狀態，導致遲遲無法產生睡意。

知道賺到！
好眠MEMO

寢室的空氣意外骯髒！早晚一定要通風換氣

人一天當中約有三分之一的時間在寢室度過。換句話說，每天吸入的空氣，有三分之一是在寢室吸入的，但寢具上的灰塵或塵蟎屍體等等，造成寢室的空氣意外骯髒。為了呼吸乾淨的空氣，別忘了早晚替房間通風換氣！

靠側睡擺脫打呼！但別忘了改善身體的歪斜

KEYWORD ▽ 側睡、抱枕

側睡具有減輕打呼、改善血液循環的效果

如前文的解說，打呼的原因之一是仰躺著睡覺時，舌頭會因為重力而往喉嚨深處下墜，使得呼吸道變狹窄。由於女性在過了更年期以後，喉嚨的肌肉可能會變得比較無力，因此也更容易打呼。然而，打呼是一種睡眠障礙，置之不理的話，恐怕會受到慢性疲勞侵襲，甚至很有可能引起慢性病，最好盡早加以改善。

除了已經介紹過的「轉動舌頭體操」，另一個推薦可以減輕打呼的方法，就是側睡。因為側睡可以減少舌頭往喉嚨深處下墜的風險。此外，側睡還有一個優點，就是比較容易翻身，使得血液或體液均衡地流動。

只是側睡的時候，上側手臂或腿的重量，會造成關節或肌肉的負擔，恐怕會導致骨盆歪斜。這時，可用抱枕、浴巾或是坐墊，來預防這種情形。只要採取手臂環抱、大腿

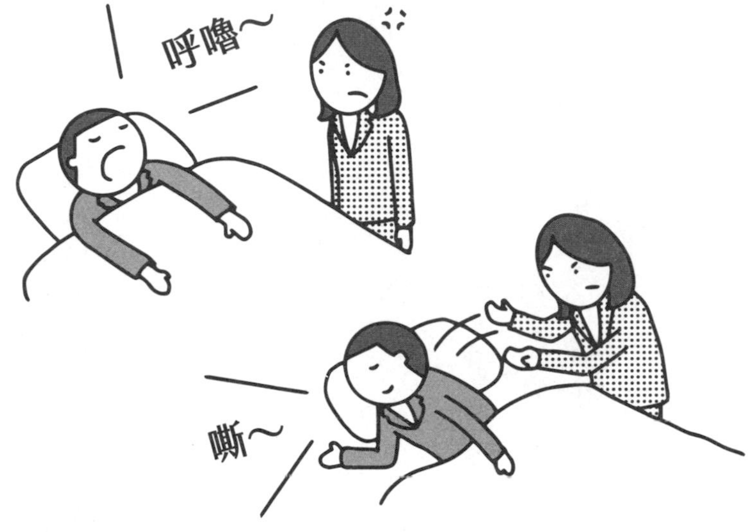

到膝蓋夾起抱枕的睡姿，就能夠分散重力，大幅減輕身體的負擔。而這個姿勢也相對較穩定，有助於預防睡覺時，翻成仰躺的姿勢。

知道賺到！
好眠MEMO

閉上嘴巴
才能好好睡
用止鼾貼防止打呼

只要能切換成用鼻子呼吸，就能夠改善打呼的問題。睡覺時嘴巴會自然張開的人，建議可以使用藥局等通路販售的止鼾貼。其中，有貼在鼻子上擴張鼻腔的類型，也有貼在嘴巴上的類型。

拯救手機腦大作戰！用「數位排毒」奪回睡眠

KEYWORD ▷ 數位排毒

原來，手機以外的「世界」無限寬廣！

「放不下手機」、「忍不住想玩遊戲」，一直維持這種習慣的人，恐怕會在不知不覺中被電子產品給控制，無法獲得品質良好的睡眠。因此，不如下定決心來一場「數位排毒」。所謂的數位排毒，就是透過減少使用電子產品來減輕壓力，並重新檢視現實中如何與人溝通交流。方法有以下三種：

首先，「不要即時回覆郵件或訊息」。迅速回覆的話，對方也會即時回應，最後就會變成不得不一直回覆下去的狀態。除非是工作要務，不然沒必要趕著回覆。

其次，「刪除社群軟體」。一旦開始瀏覽社群網站就會沒完沒了，被單方面輸入的新聞等大量資訊弄得暈頭轉向，迷失了對自己真正重要的事物。

最後，「關閉 Wi-Fi」。或許有很多人覺得沒有 Wi-Fi 會很不方便，但實際試過之後應該會發現，沒有想像中困擾。重要的是，對自己的連線行為保持意識，需要的時候再連線。

符合以下症狀的人，不妨試試看「數位排毒」！

總是很在意
手機通知

一閒下來就
不自覺拿起手機

沒有手機會
坐立難安

太常看手機
而苦惱於眼睛疲勞
或肩頸僵硬

一直到睡覺
都在看手機

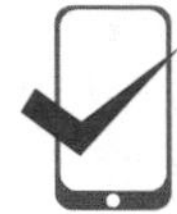

一有時間就
只想滑手機

知道賺到！
好眠MEMO

別帶手機進寢室 改掉躺在床上 滑手機的習慣

手機的藍光，會讓睡眠荷爾蒙「褪黑激素」減少，並刺激交感神經。如此一來，不僅無法好好睡覺，甚至會更難以入睡。所以，為了避免躺在床上滑手機，最好不要把手機帶進寢室。

只要躺著反覆深呼吸即可！有效拋開雜念的「睡眠冥想」

KEYWORD ▽ 睡眠冥想

只要閉上眼睛深呼吸，就會在不知不覺中睡著

如前文所述，「冥想」成為歐美上班族關注的焦點，也因此有各式各樣的冥想法開發出來。其中，睡眠治療師三橋美穗女士推薦的最簡單方法，就是一邊睡覺，一邊冥想。

做法是，只要仰躺在床上，閉上眼睛安靜而緩慢地深呼吸即可。雙腳打開與肩同寬，手臂向外微微打開、放在身體兩側，並且掌心朝上。

透過緩慢的深呼吸，試著體會看看全身力量一點一滴釋放的感覺。雖然方法很簡單，只要仰躺著深呼吸即可，卻有非常好的助眠效果。

如果腦中浮現多餘的想法，就在吐氣時想像把雜念一起吐出去。這種瑜伽課上一定會做的大休息姿勢，更是在眾多姿勢當中，放鬆效果數一數二的。

等到把意識集中在呼吸以後，試著在腦

Step by Step，進入「睡眠冥想」

1 仰躺在床或棉被上，雙腳打開與肩同寬。手心朝向天花板，從腰側稍微向外打開。

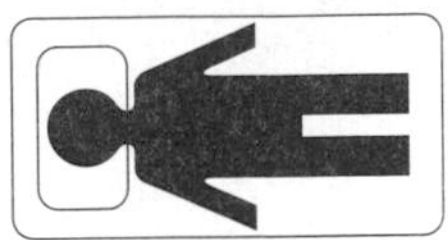

2 意識集中在眉間，安靜而緩慢地深呼吸。意識集中在吐出的氣息上，吸氣時則順其自然。

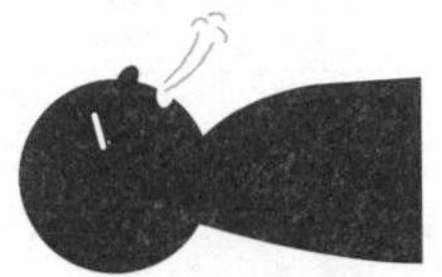

3 重複 **1** 與 **2** 的步驟。如果心中出現雜念，就把意識帶回呼吸上。心情平靜下來以後，直接就寢。

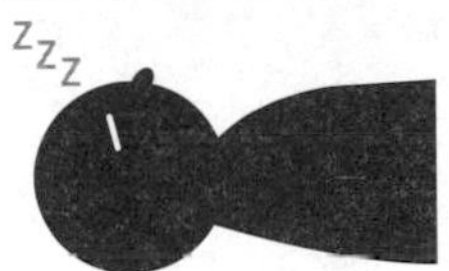

中想像身體被閃亮的純白光芒填滿。只要想像那道光從自己現在所在的房間，擴散到全世界、全宇宙，就能夠得到更深度的放鬆。

知道賺到！
好眠MEMO

睡不著時的特效藥是哲學書？

在閱讀艱澀的書籍時，為了消除那分痛苦，身體會分泌具有鎮靜作用、能讓人感覺良好的神經傳導物質，叫做「β－內啡肽」。由於這種物質會讓人產生睡意，不妨在枕邊放一本哲學書，睡不著時可以拿來讀一讀。

感恩的話語能夠調整腦波？焦躁不安時更要說「謝謝」！

KEYWORD ▽ 任何時候都要試著說「謝謝」

語言愈常說出口，愈能發揮力量

其實大腦很容易受到語言的暗示，甚至有研究結果顯示，只要說出「休息」或「安穩」等與睡眠有關的放鬆詞語，就會比較好入睡。

感謝的話語也有同樣的力量。就像沒有人聽到「謝謝」會覺得討厭一樣，說話者本身也會產生溫柔正向的心情。人無法一邊生氣或焦慮，一邊表達感謝。像是「別開玩笑了，謝謝」或「我受夠了！謝謝」都是不可能的事。因此，愈是感覺有壓力累積時，愈要把感謝的話說出口。而對努力了一整天的自己說「謝謝」，也很有效。

語言愈常說出口，愈能發揮力量。若能在日常生活中經常說「謝謝」，大腦會釋放身心放鬆時最活躍的α波，進而修復腦疲勞、更好入睡。養成感謝的習慣，不僅能夠消除腦疲勞，也可以讓人際關係變圓滑。尤

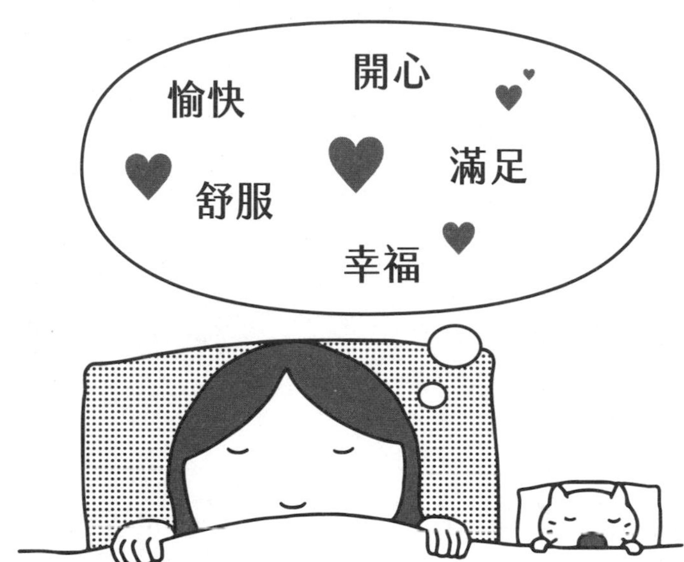

其是遭遇工作失敗等，難以將感謝的話語說出口時，更要試著把「謝謝」說出口。

知道賺到！
好眠MEMO

眼淚有療癒效果！
痛快大哭一場
能夠睡得更深沉

哭泣具有排解壓力的作用。因為眼淚會活絡副交感神經，帶來放鬆的效果。這也是為什麼，傷心時哭一哭，心情會比較舒暢。所以，覺得焦慮或憤怒時，不妨看一部賺人熱淚的電影或戲劇，痛快大哭一場！

穿襪子睡覺為什麼不好？

KEYWORD ▽ 穿著襪子無法睡好覺

身體一旦無法散熱，反而妨礙睡眠

似乎有很多身體虛寒的人，連睡覺時也穿著襪子，其中是不是還有人穿兩雙襪子睡覺？大家或許會認為，只要讓雙腳保暖就能順利入睡，但其實那是錯誤的觀念。穿著襪子睡覺的話，腳就無法散熱來降低深層體溫。如此一來，不僅難以入睡，更會降低睡眠的品質。

也有一種方法是使用電熱毯或熱水袋，但若在睡覺時加熱的話，身體就無法散熱，反而會妨礙睡眠。如果要使用這些保暖工具，請在加熱身體以後，感覺血液循環變好就拿掉。如此一來，深層體溫就會逐漸下降。

而雙腳冰冷睡不著的人，一般稱為「虛寒體質」，原因所在多有。例如遺傳性的血管偏細，或有抽菸的習慣等等。為了解決這樣的狀況，必須養成運動或按摩的習慣，來促進血液循環，或戒菸等等。至於短期性的改善方法，則建議在睡前泡湯或泡腳，以改善血液循環。

睡眠的機制

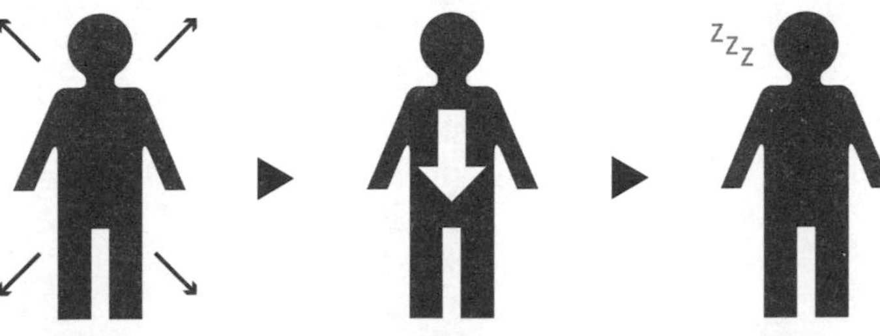

身體散熱 ▶ 身體的內部溫度下降 ▶ 引發睡意

穿著襪子過度保暖的話，雙腳就無法散熱，甚至有可能因為睡覺盜汗，反而使身體變冷。

知道賺到！
好眠MEMO

抖腳無法創造睡眠所需的波動

搭電車之所以會想睡覺，也可能是因為從搖晃中感覺到「f分之一波動」。那麼靠抖腳來搖晃身體，也會讓人想睡覺嗎？答案是不。抖腳時，大腦會為了因應抖動的節奏而活動起來，反而會干擾睡眠。

失眠時別「賴床」！睡不著的話，暫時離開床鋪

KEYWORD ▽ 睡不著時先離開寢室

睡不著時嚴禁焦急！不然睡意會離你愈來愈遠

或許也有人試過前面介紹的各種入睡法以後，還是無法入睡。其中也有很多是心理因素所致。畢竟，一旦長期失眠，光是進入寢室就會讓人感到緊張，最終導致愈來愈難以入睡的惡性循環。如果在床上強迫自己睡覺的時間變長，「床鋪＝睡不著的地方」的印象就會烙印在大腦裡。此外，閉著眼睛躺在陰暗處，也很容易陷入負面思緒，讓人更焦慮。因此，睡不著時，不要過度焦急地覺得「必須睡著才行」也很重要。因為愈是焦急就會愈緊張，反而使交感神經更活躍。如此一來，人會變得更加清醒，也愈來愈無法進入睡眠所需的放鬆狀態。

要是真的輾轉難眠，正確的做法是先離開床鋪，到客廳等寢室以外的場所讀書、聽音樂，等待睡意的降臨，直到有睡意時再回到床上。如此一來，大腦就會認知到「床鋪

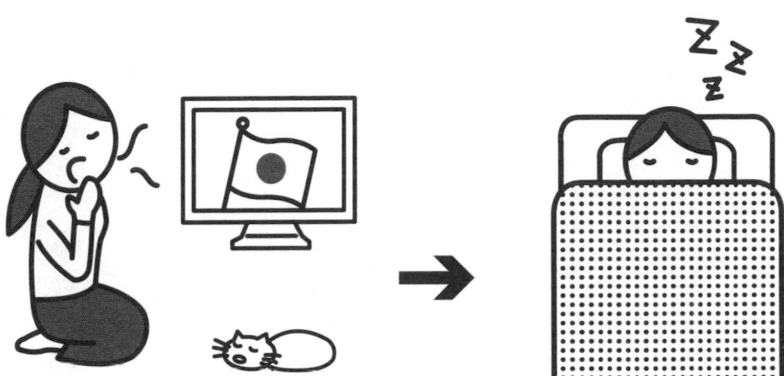

＝睡覺的地方」，相信日後也能夠更順利地入睡。

總而言之，躺在床上輾轉反側是ＮＧ的行為。在床鋪上的時間，最好控制在「實際睡眠時間＋三十分鐘」。舉例而言，假如實際睡眠時間是六小時，躺在床上的時間應該是六小時三十分鐘左右。此外，睡不著時絕對不看時鐘。一旦知道時間，反而會讓人更焦急地覺得「已經○點了」、「只剩○小時可以睡覺」。

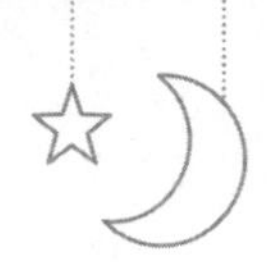

把不安化為文字，心情會不可思議地冷靜下來

KEYWORD ▶ 輸出不安

睡不著的夜裡，試著把不安寫下來

在每天的生活中，每個人或多或少都有感到不安的事情。比方說，工作或人際煩惱，還有健康問題等等，大家各自懷抱著不安的心情。雖然白天忙著處理眼前的待辦事項，在某種程度上還可以應付過去，但晚上睡不著時，一旦開始想東想西，不安就會加劇。若龐大的不安持續纏繞在心頭，大腦就會承受無法處理的壓力，最終引起腦疲勞。然而，腦疲勞有可能使人難以入睡，或無法獲得深度睡眠。換句話說，就是睡不著的情況愈來愈嚴重。

倘若內心一直感到莫名地不安，那種感覺會逐漸放大。而可以有效避免此事的方法，就是「輸出不安」。請在枕邊放置筆記本與筆，試著將腦中浮現的不安寫下來。只要寫下「明天的簡報」、「健康檢查的結果」、「孩子的考試」等具體事項，就能釐

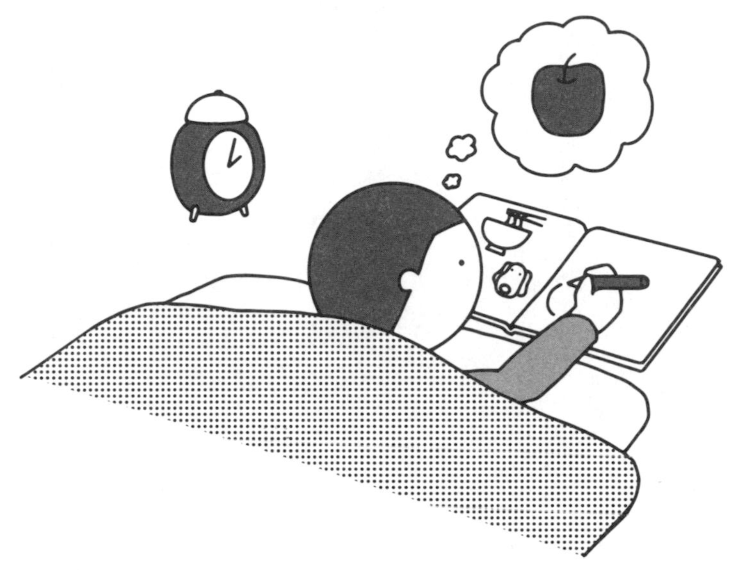

清自己在意的事情，心情會不可思議地冷靜下來。因為把不安化為語言，就能客觀地審視自己的狀況。如此一來就會知道，現在胡思亂想也無濟於事，等明天發生以後再隨機應變，大腦的壓力應該也會減輕許多才是。

知道賺到！
好眠MEMO

睡不著時 不妨眺望一下 滿天星斗

一項使用日本世嘉的家用星空影像儀「Homestar」的實驗證實，就寢前看星星可以讓人更好入睡，並且能夠獲得深度睡眠。因此，睡不著時，不妨離開床鋪，眺望一下夜空中閃耀的星星。

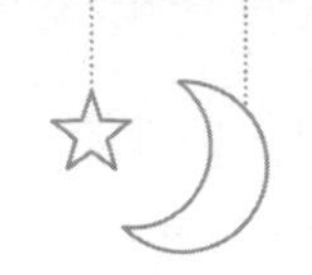

提升工作效率與睡眠品質的健康午睡法

KEYWORD ▽ 安排小憩

很難在公司小憩時，稍微閉目養神也有效

午睡並非專屬於孩童的活動。上班族如果也能妥善安排午睡，不僅工作效率會提升，夜晚的睡眠品質也會比較好。

而推薦的小憩時段，是午餐後。在睡魔發威的十二點到下午三點之間，可以午睡十五到三十分鐘左右。話雖如此，如果公司有午睡室的話還好，不然要在公司睡覺，有時應該也會有所顧忌。在這種情況下，不妨稍微在桌上趴一下，或是坐著閉目養神也可以。正如前文的解說，眼睛與腦之間的關係相當密切，幾乎可說「眼睛是露在外面的腦」。眼睛張開的時候，大腦一直在運作，因此也會持續累積疲勞。所以即使只是閉上眼睛切斷視覺資訊，也能夠讓大腦充分休息。只要用手帕代替眼罩蓋在臉上，或使用百圓商店買得到的耳塞，就能更容易入睡。

基本上，十五到三十分鐘的午睡就能改

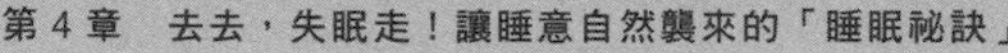

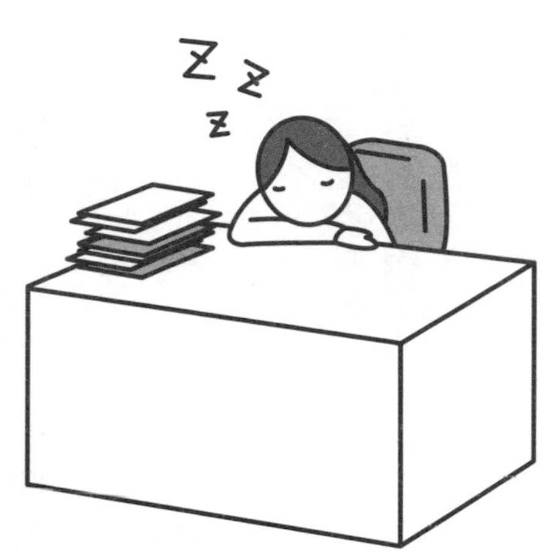

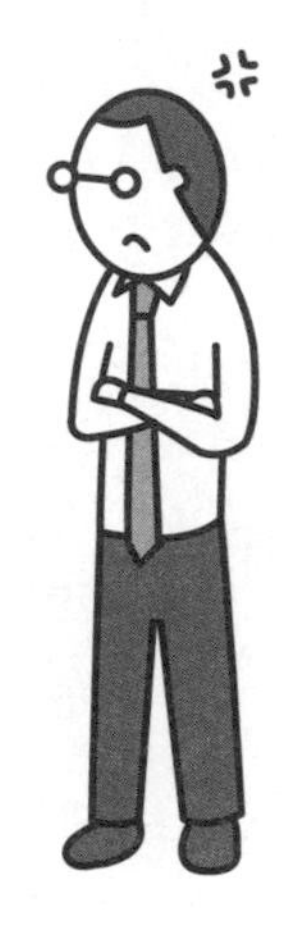

善大腦的疲勞，提高專注力，並實際感受到頭腦變得更清醒。但要是睡太久，反而會影響到夜晚的睡眠，請特別注意。

知道賺到！
好眠MEMO

過度午睡竟然會使失智風險提高兩倍！

失智症預防與治療權威朝田隆醫師等人，針對「午睡習慣與失智症的發生率」進行分析後，發現午睡 1 小時以上的人，失智風險是沒有午睡習慣者的兩倍。請記住：「午睡最多 30 分鐘」。

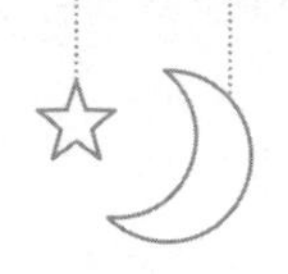

趁通勤時補眠，就能補足睡眠時數嗎？

KEYWORD ▷ 零碎的睡眠必須改善

通勤補眠可說是幸福的時光，不過對大腦與身體來說卻是NG行為

在通勤電車上經常可以看到閉目養神的人，尤其前往東京都心的通勤時間大多都比較長，而且如前文所述，電車的晃動有「f分之一波動」，通勤電車內充斥著睡眠的誘惑。

觀察在電車上閉目養神的人，幾乎所有人都一動也不動地熟睡著，這是因為他們進入了較深的非快速動眼睡眠。而如前文所解說的，從睡著到醒來的過程中，最後會進入較淺的快速動眼睡眠以後才逐漸醒來。不過在通勤電車上的短暫睡眠不可能做到這一點，大部分情況下，都是突然從較深的非快速動眼睡眠中醒來。當然，因為醒得很不痛快，所以即使抵達職場，也很有可能是頭腦昏昏沉沉的狀態。

更糟糕的問題是，因為在通勤電車上睡覺，所以誤以為自己的睡眠時間是足夠的。

在回家的電車上睡覺，晚上會睡不著！

如果在傍晚時分睡覺，例如在回家的電車上睡覺，到家之後真正入睡時的睡眠品質會大幅下降。如此一來，隔天早上還是無法擺脫疲憊感，結果又會陷入在通勤電車上睡覺的惡性循環中。

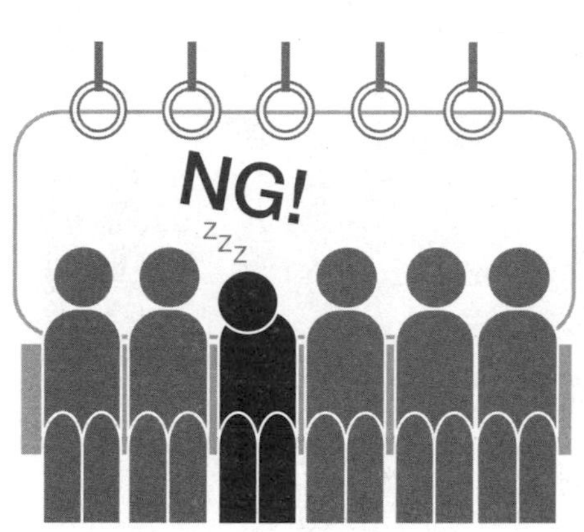

即使同樣是六個小時，連續睡眠與零碎的睡眠，睡眠品質截然不同。在零碎的睡眠中，因為無法經歷完整的睡眠週期，也就是非快速動眼睡眠與快速動眼睡眠反覆交替，所以會累積睡眠負債。認為自己「在通勤電車上睡覺所以不用擔心睡眠不足」的人，現在立刻改善吧！

知道賺到！
好眠MEMO

喜歡在假日睡回籠覺會對大腦造成負擔

有時睡回籠覺醒來，會比第一次起床時，腦袋更沉重。這是因為已經起床的身體又再次入睡的話，腦與身體要花更多時間才能回到清醒狀態。因此，即使比預定時間更早醒來，如果不睏的話，最好還是直接起床。

與其勉強自己睡覺，不如刻意「晚睡早起」？

KEYWORD ▽ 睡眠時間限制法

睡眠時間會隨著年齡而縮短，不需要為了睡不著而傷腦筋！

似乎也有很多年長者，對於年紀愈大愈睡不著這件事情感到很煩惱。但其實必要的睡眠時間，本來就會隨著年齡增長而縮短。根據日本厚生勞動省公布的《打造健康的睡眠方針二〇一四》，六十五歲者的適當睡眠時間大約是六小時。正如前文所述，我們應該意識到，待在床上的時間要控制在「實際睡眠時間＋三十分鐘」。但也有資料顯示，愈是煩惱於睡不著的年長者，待在床上的時間愈長。

然而，長時間臥床也是使睡眠變淺的原因。因此，想要好好睡一覺的話，一口氣壓縮睡眠時間也是方法。這種方法又叫「睡眠時間限制法」，也用來治療失眠。與其勉強自己睡覺，不如刻意「晚睡早起」，反而更能睡上一場好覺。

此外，為了找出最適合自己的睡眠時

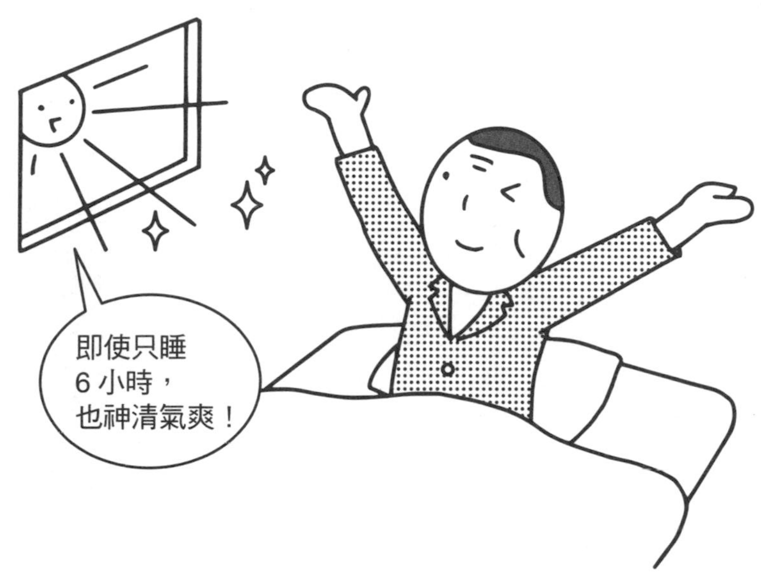

間，也可以撰寫「睡眠日誌」。除了睡眠時間，還要紀錄下白天出現睡意的時間、有沒有睡午覺，以及工作、家事或泡澡等日常行程，並調查其中的相關性，這樣就能找出最適合自己的睡眠時間或睡眠節奏。

知道賺到！
好眠MEMO

即使睡得少 也可能 活得長長久久？

若從心跳來看生物的壽命，一般而言，心跳慢的壽命較長，心跳快的則較短命。但由於睡眠時間不會對心跳造成太大的影響，因此若從壽命與心跳的觀點來思考，即使睡眠時間短，也有可能活得長長久久。

擊退藍色星期一的「假日睡眠策略」

KEYWORD ▷ 時差倦怠、賴床只能選在星期六

一旦作息改變，會陷入「時差倦怠」

即使在週末補眠，也無法解決平日的睡眠不足，反而會導致星期一依舊疲倦的狀態。因為一旦睡眠時間改變，會使身體陷入與出國旅行時一樣的「時差倦怠」。另一方面，「睡著的時刻」與「早上起床的時刻」的中間點，就稱為「睡眠中點時刻」。而平日與假日的睡眠中點時刻差異，就相當於時差倦怠。

舉例而言，假如平日是凌晨十二點睡著、早上六點醒來，睡眠中點時刻就是凌晨三點。另一方面，如果週末熬夜到深夜三點才睡，隔天中午十二點起床，睡眠中點時刻就是早上七點半，與平日相差了四個半小時。這樣一來，下週一就會在時差狀態下去上班，變得很難打起精神。

因此，如果六日放假的話，請在星期六解決睡眠不足的問題。不過最多只能賴床兩

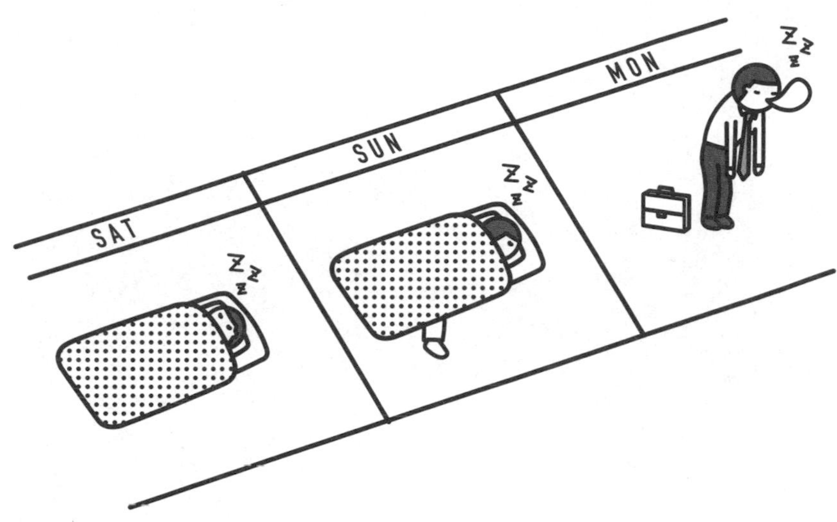

小時。而星期日的起床時間請跟平日一樣，盡量按照平常的時間表來度過那一天。要記得的是，睡眠原本就沒辦法補回來。

知道賺到！
好眠MEMO

人究竟可以睡多長的時間？

曾經有項實驗，讓十個平均睡眠時間 7.5 小時的人盡情睡覺，想睡多久就睡多久，結果第一天與第二天的睡眠時間雖然是 13 個小時，但之後便逐漸縮短，三週後平均落在 8.5 小時左右。可見人並沒有辦法睡那麼長的時間。

睡眠的名句

睡眠是為了維持生命，
向死亡借來的債務。

德國哲學家
叔本華

第5章

疾病、意外、殺人事件……

「睡眠障礙」真的好恐怖！

聽到睡眠障礙，一般都會聯想到疲勞、容易忘東忘西等，對日常生活帶來的些許負面影響。但實際上，這也會嚴重危害大腦及身體，甚至影響性命。接下來，就從恐怖的實際案例中，認識睡眠障礙的真實樣貌。

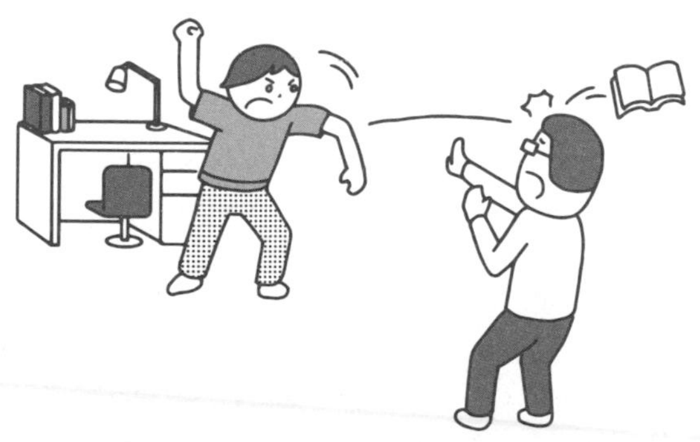

每九人就有一人受失眠所苦！失眠症是當今尤其嚴重的文明病

KEYWORD ▽ 失眠症與睡眠不足不一樣

置之不理就會變成可怕的失眠症，必須接受睡眠專科醫師的治療

說到「失眠症」，應該也有人會聯想到睡眠不足。不過睡眠不足指的是明明可以睡覺，卻故意不睡覺。另一方面，失眠症則是因為某些障礙，使得睡眠受到妨礙。

失眠症大致上可分成兩種類型，一是在床上輾轉反側的「入睡困難型」失眠症，這是有失眠困擾者中最常見的症狀。二是一個晚上醒來好幾次的「睡眠維持困難型」失眠症。無論是哪種類型，都會面臨到白天出現倦怠感、失去動力或食慾不振等慢性的身體不適。如果不施以適當的治療，不僅要承受種種不適，還有可能對失眠產生恐懼，進而陷入一再惡化的惡性循環中。

事實上，美國每九人就有一人被診斷出醫學上的失眠症，而日本厚生勞動省的調查結果也顯示，日本有約二一%的成人受失眠所苦，約一五%自覺到白天的困倦感。失眠

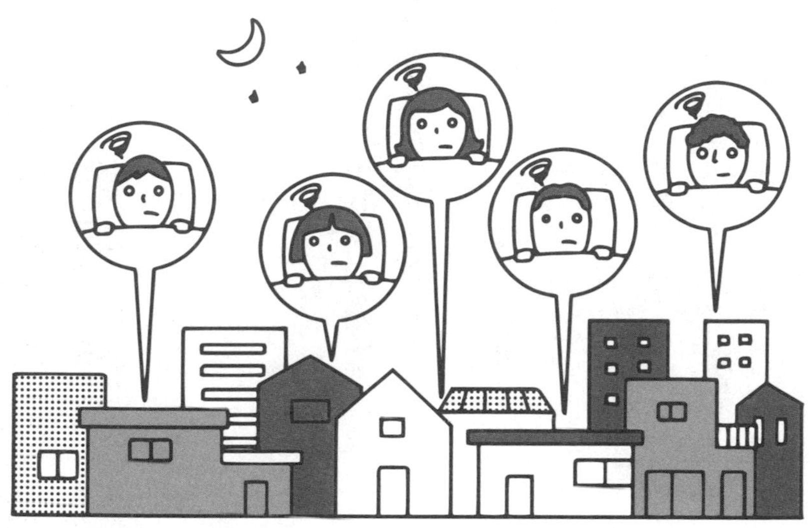

症可說是嚴重的文明病。另一方面，包含失眠症在內的睡眠障礙，不能前往一般的醫療機構，必須接受睡眠專科醫師的治療才行。

知道賺到！
好眠MEMO

遺傳造成的失眠症
不到全體的一半
外在因素影響更大

雖然父母遺傳給孩子也是失眠症的原因之一，但比例只有28% 到 45%。一半以上的患者是外在因素影響，其中最主要的因素，恐怕是壓力造成交感神經過度活躍，使大腦處於緊張的狀態所致。

若原因不明的睡意持續襲來，有可能是「原發性嗜睡症」

KEYWORD ▽ 原發性嗜睡症

若每天睡十小時以上仍感到困倦，就要懷疑是不是生病了

也有疾病是明明睡眠時間很充足，白天仍感到昏昏欲睡，其中之一就是「原發性嗜睡症」。「原發性」指的是原因不明的意思，想不到什麼可能的原因，大白天的就受到強烈的睡意襲擊，並且對日常生活帶來不便。

即使調查那些自稱有原發性嗜睡症者的睡眠狀態，也找不出他們的腦波或自律神經系統有任何問題，清醒系統也很正常地運作。由於找不出原因，也無法確立治療方式，因此目前只能治標、無法治本，比如給予促進清醒的藥物（如神經興奮劑）。而很多人可能會在十到二十歲的階段發病，晚間睡眠長達十小時以上，但也有人不是這樣的情況。然而，無論是哪一種，患者睡醒之後都沒有清醒的感覺。

雖說原因不明，但當中也包含不少生活習慣有問題的人，像是直到睡前都還在喝酒

主要的「嗜睡症」類型

原發性	反覆性
●患者多為青少年。 ●有可能持續一輩子。 ●靠藥物對抗睡意。	●10 幾歲發病，患者多為男性。 ●發病後一到兩週內改善。 ●靠藥物對抗睡意。

猝睡症	睡眠呼吸中止症
●大約在國中時期發病，男性患者偏多。 ●睡意時特別強烈。 ●白天時服用減輕睡意的藥物，晚上則服用抑制非快速動眼睡眠的藥物。	●患者多為 30 歲以上的男性。 ●晚上睡不著，白天卻想睡覺。 ●切除喉嚨的脂肪，切除肥大扁桃腺。

或滑手機，又或者睡眠時間不固定，也都可能存在間接性的影響。此外，有沒有服用抗過敏藥等令人嗜睡的藥物，也是要確認的事項之一。

知道賺到！
好眠MEMO

不規則的睡眠會引起晝夜節律障礙？

人類的身體具備「生理時鐘」，並以 24 小時為週期調節生理活動。然而，一旦循環週期變短或延後，就會發生「晝夜節律障礙」。這容易發生在輪班工作等睡眠時間不固定的人身上。

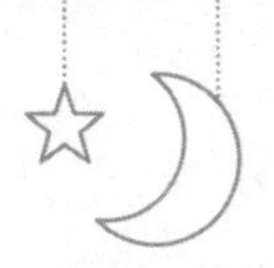

在任何時候都可能突然睡著的「猝睡症」

KEYWORD ▽ 猝倒症、食慾素不足

間睡著。甚至有可能在話說到一半或走路途中，突然睡著。更嚴重的症狀是「猝倒症」，全身肌肉會突然失去力氣，在某些情況下還會當場倒地。此外，會在情緒激動時失去力氣，也是猝倒症的特徵。而且不管是正面或負面的情緒，反應都一樣，比如聊天聊得正開心、哈哈大笑時，也有可能突然就癱倒在地。

而猝睡症的病因，可能是腦內物質「食慾素」不足。以猝睡症患者來說，由於缺乏

腦內物質「食慾素」不足，會引發猝睡症

「猝睡症」是神經疾病，多在十到二十歲的階段出現症狀。根據資料顯示，美國每兩千到四千人中就有一人罹患猝睡症，日本每六百人中就有一人罹患此病。

猝睡症的主要症狀是白天會有強烈的睡意襲來。但與睡眠不足所產生的睡意最大的不同，就是患者會在還沒意識到時，就瞬

猝睡症的特殊症狀——「猝倒症」

猝睡症的特殊症狀之一就是猝倒症，也就是「在驚訝、極度憤怒或非常奇怪的時候失去力氣」。而失去力氣的程度不一，有可能是手上的東西要滑落、甚至物品直接掉落在地上，也有可能是失去臉部表情、肌肉變得鬆弛，或者是即使坐在椅子上也感覺快滑落下來。有的則是雙腳站不穩、整個人癱坐下來等等。有猝倒症的被分類為「第一型猝睡症」，沒有猝倒症的則屬於「第二型猝睡症」。

第一型猝睡症	第二型猝睡症
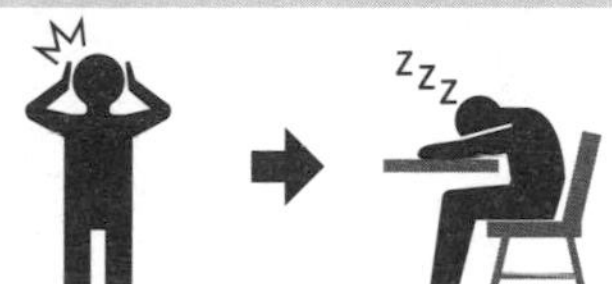	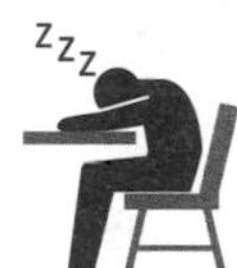

維持白天清醒的食慾素，因此會反覆地突然睡著又醒過來。據推測是某些免疫功能異常所致，但目前尚未釐清其中的機制。

知道賺到！
好眠MEMO

睡覺時感覺腿痠痠癢癢的其實是一種病！

在快睡著時，腳底、小腿或大腿等部位出現不舒服的感覺，「好像有蟲在鑽動」、「像跪坐完一樣」，就是「不寧腿症候群」。根據資料顯示，2% 到 4% 的日本人有這個症狀，而且很多會隨著年紀變大而惡化。

千萬不可忽視打呼太大聲的危險性！竟然有很大的風險在八年內喪命

KEYWORD ▷ 睡眠呼吸中止症、打呼太大聲

在睡覺時多次停止呼吸，恐提升高血壓或糖尿病風險

有種恐怖的睡眠障礙叫「睡眠呼吸中止症」，就是在睡覺時會多次停止呼吸。

如前文的解說，睡覺時由於喉嚨的肌肉會變鬆弛，使舌頭往喉嚨深處下墜，導致呼吸道變窄。而睡眠呼吸中止症就是變窄的呼吸道進一步堵塞，造成十秒以上的呼吸停止與打鼾反覆出現。一旦演變為重症，甚至有可能在一小時內停止呼吸將近六十次。另一方面，在無呼吸狀態下，身體為了重新呼吸，交感神經變活絡，呈現與全力奔跑時不相上下的亢奮狀態。此時，腦中的清醒系統會開始運作，並在反覆啟動下，導致睡眠品質愈來愈差。

這種疾病最可怕的地方，不只是因為無法獲得充分睡眠，導致白天的表現低落，更由於睡眠時交感神經變得亢奮，會對血管或心臟造成負擔，因此提升高血壓、糖尿病等慢性病，或心肌梗塞等循環系統疾病發生的風險。如果任由其演變為重症，恐怕約有四成的人會在八年內喪命。如果家人曾指出你每天晚上打呼太大聲，最好多加注意。

如果有這些症狀，說不定是「睡眠呼吸中止症」！

- 白天睏得無法集中精神工作
- 曾經開車開到睡著
- 起床時沒有神清氣爽的感覺
- 打呼很大聲
- 起床時曾頭痛
- 打呼到一半就停止

知道賺到！好眠MEMO

肥胖的歐美人是高危險群 但亞洲人也不能掉以輕心！

歐美很多肥胖的人有睡眠呼吸中止症，原因是脂肪會壓迫到呼吸道。但身材纖瘦的日本人也不能掉以輕心。因為包含日本人在內，亞洲人的臉部通常比較扁平，下巴比較小，因此呼吸道狹窄，比較容易堵塞。

失眠致死的恐怖難治之症！「致死性家族失眠症」是什麼？

KEYWORD ▷ 致死性家族失眠症、普里昂疾病

睡眠受到異常蛋白質干擾，短短兩年就能致死

如前文的解說，失眠會造成身心嚴重失調。但有一種可怕的疾病，會使人因為睡不著而導致死亡，那就是「致死性家族失眠症」。

病因是名為「普里昂」的異常蛋白質，堆積在腦內的視丘，導致其完全喪失功能。視丘具備多種重要的功能，其中之一就是控制睡眠與清醒。由於視丘的功能遭到「普里昂蛋白」剝奪，因此一旦致死性家族失眠症發病，失眠就會逐漸惡化，最後腦神經細胞遭到侵略，引起行為異常或失智症。

然而，「普里昂蛋白」堆積在視丘的原因不明，因此目前也尚未發現預防與減輕症狀的方法。而且，一旦發病幾乎都會致死。美國有一項資料顯示，被診斷出致死性家族失眠症的患者，幾乎都會在十個月以內死亡。日本也有很多在兩年左右死亡的案例。

「致死性家族失眠症」可分成三個階段

第一期

倦怠感、頭暈目眩、日常活動力下降、視覺異常、有抑鬱傾向、健忘、失調症等非特異性症狀。

第二期

失智症迅速惡化，口語表達能力變差，變得無法跟人溝通，出現肌躍症（肌肉不自主抽動）。步行逐漸變困難，最終將臥病在床。患者的臨床表現包括腱反射亢進、異常反射、小腦失調、步履蹣跚、肌肉僵直、肌張力不全症、非自主抗拒、驚嚇反應等等。

第三期

從不動不語狀態，再進展到皮質僵硬（cortical rigidity；按：大腦皮質病變導致的神經系統疾病），或屈曲攣縮（flexion contracture；按：肌肉持續收縮並呈彎曲狀態，使患者關節無法完全伸直）。因感染症而在一到兩年左右死亡。

過去曾有人發現「去氧羥四環素」這種抗生素，具有抑制異常普里昂蛋白增生的作用，而目前該項實驗正在進行當中。雖說是遺傳性的重大疾病，但即使家族中有患者也未必會發病。這是極其罕見的疾病，日本國內則有幾個家族曾出現發病案例。

由「普里昂蛋白」造成腦內神經細胞壞死的疾病，統稱為「普里昂疾病」，致死性家族失眠症也包含在內。自一九九〇年代開始到二〇〇〇年為止，在全球肆虐的「BSE」（牛海綿狀腦病），亦即所謂的狂牛症，也屬於普里昂疾病。

在睡眠期間無意識地採取行動，甚至還有人一邊睡覺一邊犯下殺人案！

KEYWORD ▽ 非快速動眼期異睡症、睡行症

面對夢遊者，第一要務是，保護對方並避免自己受傷

睡覺說夢話是常見的事，但如果人並未清醒，卻在走路或吃東西，那就要懷疑是睡眠障礙了。在非快速動眼睡眠期不完全地清醒，並採取不自然的行動，那種疾病就叫做「非快速動眼期異睡症」，其中會起來到處行走的又稱「睡行症」，也就是所謂的「夢遊症」。這可能是由於白天經歷了伴隨壓力或興奮的體驗，因此在深度睡眠時，大腦以意想不到的方式部分清醒所造成。由於控制思考或情緒的前額葉皮質還在睡覺，因此沒有意識，但運動系統或感覺系統在運作，所以也能夠一邊走路一邊閃避東西，或是打開衣櫃門等等。

夢遊症多發生在睡著後一小時左右。這時，如果硬是喚醒對方的話，他反而會在亢奮下出現反抗的反應，因此請在避免家人等旁人受傷的前提下，保護對方直到他再次入

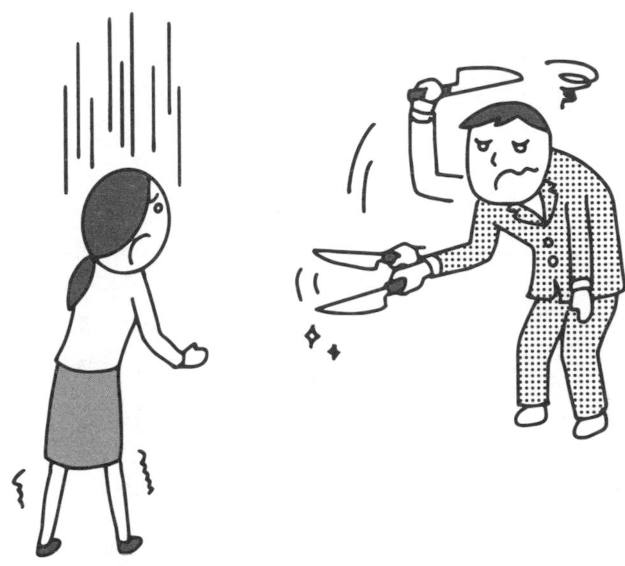

睡。不過在很罕見的情況下，患者也有可能出現危險的行為。一九八七年，加拿大多倫多就曾經發生一名患有夢遊症的男性，在無意識的情況下殺害自己岳父母的慘案。

知道賺到！
好眠MEMO

也有一邊睡覺一邊從冰箱取出食材烹飪的案例

在非快速動眼期異睡症中，較常見的就是吃東西，亦即「睡眠飲食疾患」（SRED），有的患者會去吃冰箱裡的東西，有的甚至會從冰箱拿出食材烹飪。不過當事人完全不記得自己親手料理的事。

高中生挑戰連續十一天不睡覺，結果發生什麼事？

KEYWORD ▷ 一直不睡覺會出現疲勞感、妄想及語言障礙

連續幾天不睡覺，會造成身體與精神上的障礙

人究竟可以多久不睡覺？一九六四年，美國有名高中生挑戰了這道提問。當年十七歲的蘭迪・加德納（Randy Gardner）挑戰了連續醒著兩百六十四小時，也就是十一天不睡覺，作為聖誕假期的自由研究題目。

然而，蘭迪從第二天就開始心浮氣躁，無法集中精神，連電視也看不下去。經常四處走來走去，嘴裡說著「身體不舒服」。第四天除了疲勞感，更開始出現妄想，到了第七天更出現顫抖或語言障礙等現象。也就是說，由於長時間不睡覺，大腦的功能開始衰退，影響到精神與運動功能。而蘭迪身上觀察到的疲勞感、妄想、語言障礙，顯然是腦部的功能異常。

過了兩百六十四小時以後，蘭迪的挑戰宣告終結。終於能夠睡覺的他，連續睡了十五個小時，之後又醒著二十三個小時，

「DJ 連續放歌十天」，打破金氏世界紀錄

來自奈及利亞拉哥斯的 DJ 歐比 ・ 阿久歐努瑪（Obi Ajuonuma），從 2016 年 6 月 22 日到 7 月 2 日，創下「DJ 連續放歌十天」（共 229 小時）的新世界紀錄。

他達成了金氏世界認證的五個條件，並且比 2014 年波蘭 DJ 諾伯特 ・ 塞爾瑪吉（Norbert Selmaj）創下的 200 小時紀錄，還多出 29 小時。

1. 每小時可休息 5 分鐘。
2. 播歌時，舞池裡一定要有人在跳舞。
3. 播過的歌曲 4 小時內禁止重播。
4. 歌曲不能停止 10 秒鐘以上。
5. 必須要有醫師的健康診斷與按摩，也可服用補充睡眠不足的維他命劑。

再睡十個半小時，就這樣重複著不規則的睡眠節奏。二〇〇七年，一名住在英國的男性從蘭迪的挑戰中得到靈感，在網路上直播兩百六十四小時不睡覺的挑戰，並引起了話題。

知道賺到！
好眠MEMO

剝奪睡眠
是酷刑
人不可能不睡覺

儘管蘭迪成功地挑戰了十一天不睡覺的生活，但這並不能證明人類可以完全不睡覺，目前也尚未釐清他挑戰成功的原因。而歷史上，像德國納粹都曾以睡眠剝奪當作拷問的酷刑。

靠安眠藥入睡會傷害大腦與身體，死亡風險竟高出四・六倍！

KEYWORD ▽ 安眠藥會降低睡眠品質

安眠藥讓你睡著，卻也帶走了記憶

關於安眠藥的風險，有一些耐人尋味的調查結果。美國賓州大學的研究團隊讓實驗動物做一些沒做過的事，然後一組給予安眠藥，另一組給予安慰劑（沒有藥理作用的偽藥），接著觀察牠們睡覺時的腦部運作。

結果發現，服用安慰劑的組別不僅能形成記憶，還成功地製造出新的記憶連結。不過服用安眠藥的組別，不僅沒能形成記憶，甚至還失去了五〇%在第一次學習中製造出的記憶連結。換句話說，這證明了服用安眠藥後的睡眠，不僅無法強化記憶，還會讓新的記憶消失。

此外，加州大學聖地牙哥分校的丹尼爾・克萊普克醫師（Daniel F. Kripke）的研究團隊，更調查了服用安眠藥與死亡率的關係。他們花了兩年半的時間收集資料，分析後發現，長期服用安眠藥者的死亡風險，比

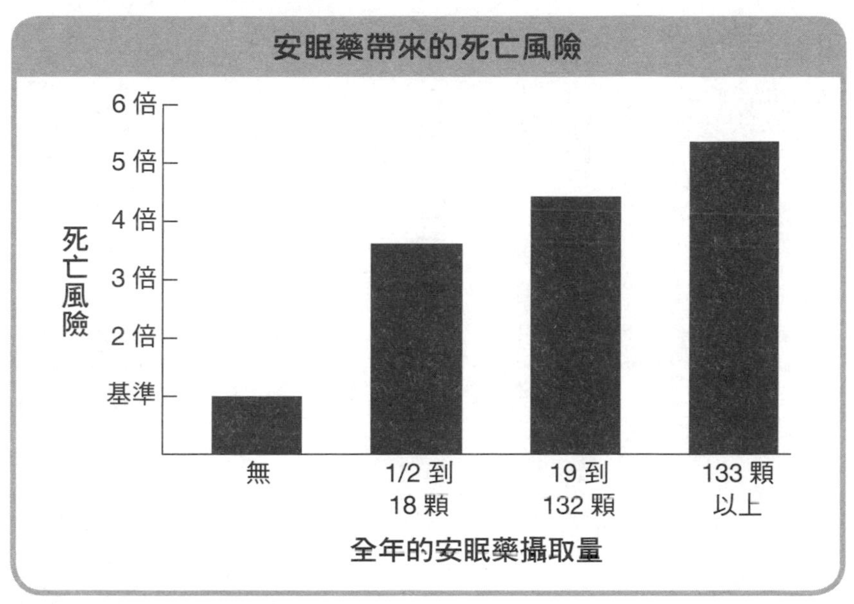

未服用者高出四．六倍，同時也發現感染症的發病率較高。顯然，服用安眠藥後的睡眠，並不像自然睡眠，有提高免疫功能的效果。由此可見，藥物會降低睡眠的品質。

知道賺到！
好眠MEMO

**給孩童吃安眠藥
會對大腦發育
造成很大的影響**

如今服用安眠藥的患者有低齡化的趨勢，這相當令人擔憂。由於孩童的大腦尚處於發育階段，很難製造出新的記憶連結。偏偏安眠藥很容易妨礙大腦的發育，因此投藥時必須比成人更加謹慎。

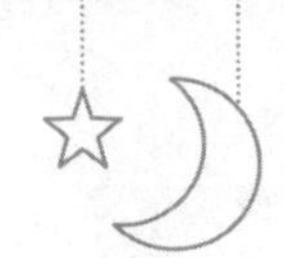

睡眠不足也會對兒童帶來嚴重影響，有自殺、霸凌、ＡＤＨＤ等疑慮！

KEYWORD ▽ 睡眠不足會引起兒童的問題行為

霸凌等問題的背後，其實有慢性的睡眠不足

當然不僅是大人而已，睡眠不足也會對兒童造成嚴重影響。在一項以青春期學童為對象的調查中發現，睡眠不足的孩子有自殺念頭的比例較高，而且會實際採取行動。此外，睡眠不足恐怕與暴力有相關性。調查指出，在各個年齡層的孩童中，睡眠不足與霸凌等問題行為有關。另外，睡眠不足的孩童也有可能受到極端的正向情緒侵襲，而追求興奮或快感，從而面臨藥物或酒精成癮的危險性。此外，睡眠不足會使掌管理性的前額葉皮質無法順利發揮功能，因此治療上也更困難。

除此之外，資料也證明，兒童睡眠不足會有的表現，與注意力不足過動症（ＡＤＨＤ）的症狀很類似。ＡＤＨＤ的主要症狀包括躁動、缺乏專注力等等。由於這些症狀與睡眠不足的狀態非常相似，假如

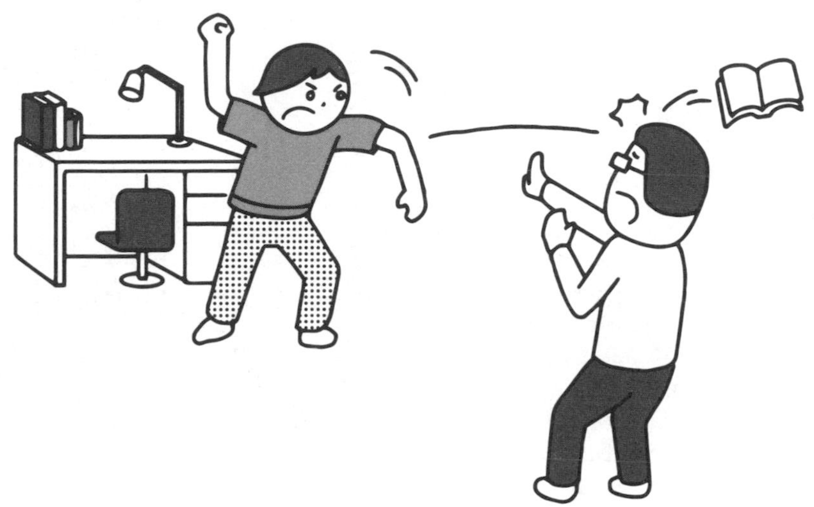

醫師並未懷疑是睡眠不足，而直接診斷為ＡＤＨＤ並開立處方藥的話，恐怕會造成重大藥害。除了期望醫師能夠審慎診斷之外，父母也不可以輕忽孩子睡眠不足的問題。

知道賺到！
好眠MEMO

發育階段的快速動眼睡眠不足會招致自閉症？

有研究報告指出，被診斷出自閉症的嬰幼兒，在睡眠型態或睡眠量上，與健康的孩童存在差異。同時也發現，前者的促進睡眠或清醒的力量較弱，而且快速動眼睡眠的長度大約短30%到50%。目前也有研究，正著眼於快速動眼睡眠與自閉症的關係。

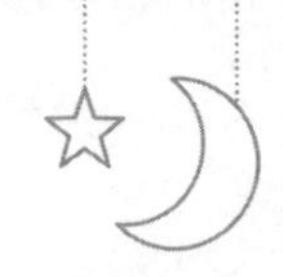

造成車諾比事件的原因，竟然是睡眠不足？

KEYWORD ▽ 車諾比核電廠事故

發生在凌晨一點的史無前例大災難，給後世帶來什麼教訓？

一九八六年發生在前蘇聯車諾比核電廠的爆炸事故，與福島第一核電廠的事故一樣，都被列為最嚴重的第七級特大事故。車諾比核電廠釋放的放射性物質相當於投放在廣島的原子彈的四百倍，影響範圍甚至波及到遙遠的日本。居住在核電廠半徑三十公里內，超過十萬人的居民被強制遷離避難，而根據聯合國的調查報告試算，在受到汙染的地區，包含日後發生的癌症在內，死者總共多達四千人。

另一份令人難以置信的報告則指出，引起這場史無前例事故的，竟是作業員的睡眠不足。被迫長時間勞動的工程師，因為一個誤判而造成大規模的爆炸事故。而事故發生在凌晨一點過後，這一點恐怕絕非偶然。

即使事故至今已經超過三十年，遺址的清理工作依然遙遙無期，目前只能用巨大的

史上最慘的重大事故「車諾比事件」

1986 年 4 月 26 日凌晨 1 點 23 分，當時的蘇維埃聯邦、現在的烏克蘭境內，發生了核電廠爆炸事故。因為這場核電廠爆炸事故，距離現場 30 公里範圍內的土地，至今恐怕依然禁止居住，多達 486 個村鎮遭毀滅，大約 40 萬人失去故鄉，受害者如今已累積到 500 萬人之多。

車諾比核電廠事故帶給世界的，不只是核能的威脅，也是思考未來如何與核能共處的重要契機。

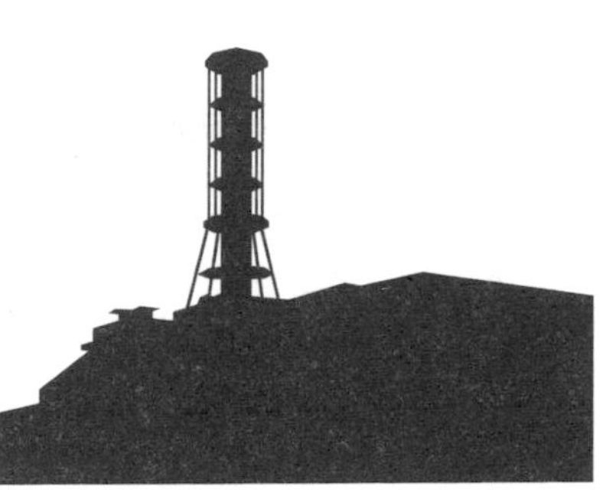

鋼筋混凝土「石棺」覆蓋住每一座核電廠，政府必須在未來的數百年持續管理下去。而睡眠不足會造成無法挽回的大災難，是我們必須牢記在心的事。

知道賺到！
好眠MEMO

睡眠不足造成的醫療疏失竟是第三大死因！

美國的實習醫生經常得連續工作 30 個小時，這是極其危險的事態。事實上，醫療疏失在美國，也是繼心臟病與癌症之後的第三大死因。正因為是工作繁重的醫師，才更應該要獲取充足的睡眠。

全方位入眠百科

睡眠にいいこと超大全

作　　者　Tokio Knowledge
譯　　者　劉格安
主　　編　呂佳昀

總 編 輯　李映慧
執 行 長　陳旭華（steve@bookrep.com.tw）

出　　版　大牌出版／遠足文化事業股份有限公司
發　　行　遠足文化事業股份有限公司（讀書共和國出版集團）
地　　址　23141新北市新店區民權路108-2號9樓
電　　話　+886-2-2218-1417
郵撥帳號　19504465遠足文化事業股份有限公司

封面設計　張天薪
排　　版　藍天圖物宣字社
印　　製　成陽印刷股份有限公司
法律顧問　華洋法律事務所 蘇文生律師

定　　價　380元
初　　版　2023年5月

電子書E-ISBN
ISBN：9786267305171（EPUB）
ISBN：9786267305164（PDF）

國家圖書館出版品預行編目（CIP）資料

全方位入眠百科 /Tokio Knowledge 作 ; 劉格安譯 . -- 初版 . -- 新北市 : 大牌出版 , 遠足文化發行 , 2023.05
224 面 ; 14.8X21 公分
ISBN 978-626-7305-20-1（平裝）

1.CST: 睡眠 2.CST: 健康法

411.77　　112005012